# 常练导引术
# 提高免疫力

代金刚　著

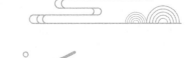

科学技术文献出版社

SCIENTIFIC AND TECHNICAL DOCUMENTATION PRESS

·北京·

**图书在版编目（CIP）数据**

常练导引术，提高免疫力 / 代金刚著. —北京：科学技术文献出版社，2022.12

ISBN 978-7-5189-9152-5

Ⅰ.①常… Ⅱ.①代… Ⅲ.①导引—养生（中医） Ⅳ.①R247.4

中国版本图书馆CIP数据核字（2022）第071919号

**常练导引术，提高免疫力**

| | |
|---|---|
| 策划编辑：王黛君 张凤娇 | 责任编辑：张凤娇　责任校对：张吲哚　责任出版：张志平 |

出　版　者　科学技术文献出版社

地　　　址　北京市复兴路15号　邮编 100038

编　务　部　（010）58882938，58882087（传真）

发　行　部　（010）58882868，58882870（传真）

邮　购　部　（010）58882873

官　方　网　址　www.stdp.com.cn

发　行　者　科学技术文献出版社发行　全国各地新华书店经销

印　刷　者　北京地大彩印有限公司

版　　　次　2022年12月第1版　2022年12月第1次印刷

开　　　本　710×1000　1/16

字　　　数　237千

印　　　张　14

书　　　号　ISBN 978-7-5189-9152-5

定　　　价　58.00元

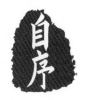

# 练习导引提正气　方寸之间护健康

　　免疫力相当于中医所说的正气，是指机体抵抗外邪的侵袭，维护体内环境稳定性的能力。免疫功能减退是衰老的最重要原因之一，免疫细胞的衰老，全身组织也会随之损伤。现代研究发现，修复衰老的免疫细胞已经成为促进健康、延长寿命的关键。

　　如何提升人体正气、提高免疫力呢？本书为读者提供了一系列提高免疫力的中医导引术，这些导引术不需要特定的健身场所，只需要您静下心来，跟着文中的文字提示、图片示范去练习就可以了，随时随地都能进行。每天只需10分钟，场地只需1平方米，就可以练出健康，练出正气。相信大家无论多忙，10分钟一定能抽出来，地方再小，1平方米的地方总是有的。

　　《黄帝内经》中记载的"正气存内，邪不可干；邪之所凑，其气必虚"道出了正气的重要性。正气，指人体的功能活动和抗病能力；邪气则为一切致病因素的总称。疾病的发生、传变及预后，主要取决于正气的盛衰。就大多数中医康复对象而言，如慢性病、老年病、外感热病瘥后及神志异常者，更是由于正气损伤而久久不得康复。中医学从正气立论，平时注重保养正气，预防伤病的发生，保持正常的功能；伤病后，强调扶助正气，疏通气机，以促进功能的恢复。凡针灸、推拿、药物、食疗、运动等，都是传统医学保养正气的有效措施。所谓保养正气，一方面，是补益脏腑的气血津液，疏通经络，防止机体功能的衰退；另一方面，是去除致病因素，如散寒除湿、化痰祛瘀、清热解毒等，以起到保养正气之目的。

免疫力是人体自身的防御机制。对内，它负责处理衰老、损伤、死亡、变性的自身细胞，以及识别和处理体内的突变细胞和病毒感染细胞。对外，它负责识别和消灭外来侵入的异物，如病毒、细菌等。这种"外战"和"内战"每天都在发生，但大部分时间你都浑然不知。

提高免疫力对延缓衰老、维护健康意义重大，但是提高免疫力也不能让机体过度免疫。如果免疫系统对身体外部的物质反应过度，看见什么都要"格杀勿论"，那几乎所有物质都可成为过敏原，小到尘埃大到食物，它们都会刺激身体产生不正常的免疫反应，从而引发过敏性哮喘、荨麻疹、食物过敏等情况。如果免疫系统对身体内部的组织细胞产生反应，乱杀一气，这就是很麻烦的"自体免疫性疾病"，如系统性红斑狼疮、过敏、类风湿等。因此，大家要对提高免疫力有正确的理解。

人体的免疫系统有3道防线。病毒等病原体侵袭机体，要突破人体的3道免疫防线，才能导致疾病。

第1道防线是物理屏障，比如，皮肤和鼻腔黏膜能够阻止病原体进入人体。研究证实，那些经常运动的人，伤口愈合速度更快。这表明，运动可以降低伤口遭受细菌或病毒感染的风险。

第2道防线是先天性免疫，主要由免疫细胞和免疫活性物质构成，可以在感染发生的时候，杀灭和清除病原体。运动会对免疫细胞产生影响，比如，运动过程中，自然杀伤细胞会大量进入血液；运动后，这些细胞就会迁移到炎性部位，寻找病原体和受损细胞。

第3道防线是适应性免疫，主要由T淋巴细胞和B淋巴细胞组成。研究发现，规律锻炼能够帮助机体维持T淋巴细胞的数量，提高对病原体及癌变细胞的识别能力。

运动可以从不同的层次提高人体对疾病的抵御能力。如果大家想通过运动提高免疫力，最好定期进行中等强度的有氧运动。运动的方式可以选择快走或慢跑、器械训练等，也可以选择中医导引术，比如八段锦、五禽戏、六字诀等。现代研究表明，这些导引术对增强人体免疫力、防病治病具有非常好的作用。

正气与邪气的对抗如同两军交战，气的盛衰代表着力量的强弱，战争的胜负即疾病的发生与否。《黄帝内经》记载："勇者气行则已，怯者则着而为病也。"这个例子就是说，两个青年人一起外出，都感受了风寒邪气，这种情况下，正气充足、身体强盛的人，气血畅行，不会出现什么病变；正气不足、身体怯弱的人，邪气留滞，就会发生病变。可见正气对人体的重要性。

中医所论的"正气"内涵相当广泛和丰富，仅就发病机制而言，正气是指人体的形体结构、精微物质及其产生的功能活动、抗病能力、康复能力，以及人体对外界的适应能力、调控能力的总称。正气又简称为"正"。中医发病学认为，内脏功能正常，正气旺盛，气血充盈，病邪难以侵入，疾病无从发生。即使邪气侵袭人体，正气也会"起来"抗邪，若正气强盛，则病邪难以侵入，或侵入后即被正气及时消除，一般不易发病，即使发病，病情也较轻浅易愈。自然界中经常存在着各种各样的致病因素，但一些人即使接触病邪也不会发病，此即正能胜邪的结果。当正气不足，或邪气的致病能力超过正气抗病能力的限度时，正邪之间的力量对比表现为邪盛正衰，正气无力抗邪，感邪后又不能及时驱邪外出，更无力尽快修复病邪对机体造成的损伤，且无法及时调节紊乱的身体功能活动，于是发生疾病。

中医十分重视正气在发病中的主导地位，认为"风雨寒热不得虚，邪不能独伤人。辛然逢疾风暴雨而不病者，盖无虚，故邪不能独伤人。此必因虚邪之风，与其身形，两虚相得，乃客其形"。"虚"，即正气衰弱；"客其形"者，即外来邪气侵入人体而显现出疾病的症状。这就突出了正气的强弱在发病中起着主导作用。致病邪气是无处不在的，只要人体的正气充足，纵然有邪气的存在，也是不能伤人发病的，只有在正气不足，防御能力下降，或者邪气致病能力超过正气的抗御能力时，外邪才会乘虚侵袭而引起疾病，正所谓"正气存内、邪不可干；邪之所凑、其气必虚。"正气不足如城池缺乏卫兵的守护，却时常遭遇侵袭，自然容易被攻破，即人体容易患病；而正气充盛者自能抵御外邪取得正邪之争的胜利，进而避免疾病的发生。

自古以来，中医导引术便是防病治病、强身健体的重要手段。《中共中央 国务院关于促进中医药传承创新发展的意见》指出：强化中医药在疾病预防中的作用。大力普及中医养生保健知识和太极拳、健身气功（如八段锦）等养生保健方法，推广中医治未病理念的健康工作和生活方式。

推动中医导引术的研究和应用是落实《"健康中国 2030"规划纲要》《国务院关于实施健康中国行动的意见》《关于加快中医药特色发展的若干政策措施》的重要举措。在人口老龄化加剧、健康中国战略实施的背景下，中医导引术的研究和应用具有重要的现实意义和价值。通过推广中医导引术，推动以治病为中心转变为以人民健康为中心，提倡养生治未病，用中医的方法，助力实施健康中国行动，提高全民健康水平。

本书在撰写过程中，得到了中国中医科学院曹洪欣教授、宋军研究员，以及国家体育总局养生专家张明亮老师的悉心指导。中国中医科学院田思玮、井媛媛、刘京昆、罗克宇、孙宇璇、王佳丽、王颖、谢继鼎、翟取等参与了书稿的整理和校对工作。

在此一并致谢。

本书如有错误、不当之处，恳请各位专家、老师批评指正，请各位读者不吝赐教。

代金刚

2022 年 10 月 18 日

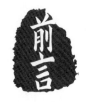

# 练什么？怎么练？

中医导引术是在中医理论的指导下，将肢体运动、呼吸吐纳和精神调节相结合的健身方法，具有强身健体、防病治病、调畅情志、延年益寿的作用。导引的形体动作、呼吸吐纳方法大都能在生活和生产实践中找到原型，如八段锦的两手托天理三焦中的两手上托动作，可以充分抻拉整个身体，这其实就是把生活中伸懒腰的动作进行规范，加大幅度而形成的；左右开弓似射雕是模仿射箭姿势而形成的；攒拳怒目增气力是模仿人生气的时候冲拳以发泄怒气等。

以呼吸吐纳为主的六字诀在《养性延命录》《诸病源候论》等书籍中都有系统记载。这些字诀也源自生活，在特定状态下人们会自发应用不同的字诀。比如，人在心情不舒畅的时候，会自然地长出一口气，甚至长吁短叹。这是人的自我保护和调节，有疏调肝气的作用，这个状态就是嘘字诀的雏形。冬天手指发凉，为了暖手，我们会自然地用嘴对手哈气，利用人体内的热气来温暖手，于是逐渐形成呵字诀。在一些集体劳动场面中，几个人抬一个重物，往往会喊："一、二、三，嘿——"，以前码头的搬运工们搬东西、搞建筑的石工们开石方、泥工们筑土方时，都口念"嘿哟！"或"嘿！嘿！哟！"的号子，这便是吹字诀的雏形。当然，生活中的各种动作姿势、呼吸吐纳的字诀是孤立、静止、缺乏理论指导的，经过长期观察把源于生活和劳动的方法上升到理论，形成系统，再指导养生保健才形成了各具特色的导引术。

《黄帝内经·异法方宜论》记载了"汤药、针刺、灸焫、砭石、导引按跷"五大治疗方法。中医导引术与药物、针灸并列，是一种具有鲜明中医特色的非药物治疗手段，也是中医理论和中华文化的载体。《灵枢·病传》中记载"余受九针于夫子，而私览于诸方，或有导引行气、跷摩、灸、熨、刺、炳、饮药之一者"。汉代张仲景所著的《金匮要略方论》中记载的"四肢才觉重滞，导引吐纳，针灸膏摩，勿令九窍闭塞"就是运用导引术配合其他的治疗手段进行行气活血，通络导滞。隋朝巢元方的《诸病源候论》不载方药，而以"补养宣导法"附着在相关证候之后。导引在梁代陶弘景的《养性延命录》、东晋葛洪的《抱朴子》、唐代孙思邈的《千金方》、明代高濂的《遵生八笺》等书中都有非常详尽的论述。通过导引治疗疾病，符合现今对中医导引术的作用和适应证进行系统研究的思路。

中医导引术已经传播到世界180多个国家和地区，并得到世界卫生组织的高度认可。在国内也被广泛用于冠心病、高血压、糖尿病、中风、慢性疼痛等疾病的预防和康复中。

中医导引术对提升人体正气的作用显著。它主要通过以下三方面发挥作用：一是练形运行真气，即通过锻炼形体促进体内气血运行，达到"骨正筋柔，气血以流"；二是调息运行真气，即调整呼吸之法，如"善养生者守者，此言养气当从呼吸也"（《类经·摄生类》），呼吸是气血运行的动力，一旦出现呼吸急促、缺氧，也容易出现口唇青紫等血瘀表现；三是守神运行真气，如"神若出，便收来，神返身中气自回，此言守神以养气也"（《类经·摄生类》），如果精神不断耗散，也会导致体内气血不足。以上三个方面相互联系、不可分割，可以概括为三调合一。调身（形）动作要舒展大方、缓慢柔和、圆转如意，身体放松，不能影响呼吸吐纳，吐气发声应匀、细、柔、长；调息要求匀（均匀）、细（细密）、柔（柔和）、长（深长）。调心要做到精神内守、思想集中，既不能昏沉瞌睡，也不能胡思乱想；注意力集中在与动作、呼吸、吐音的配合上；不可过分强调意念活动，要注意肢体的自然协调。在练习导引时尽量做到三调统一，寓意于气（呼吸），寓意于形；注意呼吸，微微用意；动作松柔舒缓，协调配合。这样才更有助于提升正气和促进气血流通。正气充足，则五脏滋润；五脏滋润，则百脉流通；百脉流通，则形神兼备。

本书第一章重点讲的是抻拉经筋的方法，围绕人体常见的经络，如心经、肾经、肝经等的抻筋方法进行了详细阐述。因为导引动作起到的作用不只是针对单一经络，故本章没有面面俱到地对逐条经络进行讲解，而是突出重点，提供抻拉的思路和方法，读者可以举一反三，从生活中找到合适的抻筋方法。

第二章讲的是通过简单动作，缓解小病小痛。文中介绍了一些日常最为常见的症状，如心慌、高血糖、高血脂、老寒腿、失眠等的导引锻炼方法，这些方法简单易学，不需要太多时间，特别适合工作节奏快、平时忙碌的读者，如果有相应症状可以进行针对性的选择。

第三章重点讲如何养足脏腑的正气。因为五脏是人体的核心，养五脏其实就是养全身。文中讲到的六字诀、八段锦也是在五脏理论指导下的练习方法。所以阅读本书，要发现每个章节直接的联系，便于灵活应用。

第四章的主题是顺时养生。中医非常强调人与自然的和谐，随着大自然春生、夏长、秋收、冬藏，人体气机也在发生相应变化。人体跟上时间的节拍，才能"苛疾不起"，避免生病，走上天人合一之路。

第五章重点讲五禽戏。"五禽"指的是五种动物，分别是虎、鹿、熊、猿、鸟（取形于鹤），每种动物各为一戏，每戏两动，共十个动作。五禽戏是东汉神医华佗在总结"吐故纳新，熊经鸟伸"等吐纳、导引的基础上，根据这五种动物奔跑、竞技、飞行等特性，结合中医气化、经络、脏象等理论，依据人体气血运行和生理变化的规律，编创的一套具有民族特色的仿生类功法。五禽戏的特点是模仿虎的气势凌人、鹿的安闲雅致、熊的憨厚沉稳、猿的迅捷机灵、鹤的悠然自得，练功过程中力求五禽神韵的形神兼备，意气相随，内外合一。

第六章讲的是六字诀。六字诀是古代流传下来的一种独特的健身和养生方法。该方法是以呼吸吐纳为主要手段并配以简单导引动作的气功健身术，运用呼吸吐纳配合发嘘、呵、呼、呬、吹、嘻六种字音，分别调整肝、心、脾、肺、肾、三焦的气机，同时呼吸与导引相结合，二者相辅相成，共同达到内壮脏腑、外练筋骨的养生康复作用。六字诀发音来源于我们的生活体验，比如当我们胸中郁闷的时候，会长嘘短叹，长嘘具有疏肝解郁的功效，因此，"嘘"对应肝脏，常练嘘字决具有解瘀滞，平肝气的作用。

第七章讲八段锦。八段锦源于宋朝，流传至今已近千年。2014年，我和中国中医科学院西苑医院张晋老师在中央电视台《健康之路》节目中详解了八段锦的动作要领和功理功用，节目中冠之"千年长寿操"的美誉。八段锦由八节组成，八个动作既相对独立，又彼此联系，每一段的锻炼侧重点不同，三焦、肝、肺、脾、胃、心、肾等脏腑都得到了相应的调理，综合起来则可以对人体五脏六腑、气血经络进行整体调节，同时对头项、五官、肩腰、胸腹等部位也进行锻炼，是机体内外全面调养的健身功法。就八段锦作用功效论之，坚持练习八段锦不仅可以缓解疲劳，放松身心，提高身体免疫力，增强身体功能，还能促进一些慢性疾病的康复。

本书各个章节的内容相对独立又相互联系，大家可以根据自己的兴趣和身体状况选择其中某个章节先开始阅读，边读边参考书中的动作进行练习。

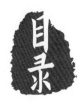

★ **第一章　抻拉经筋，强健内外体魄**

第一节　抻拉脾、胃经，改善消化⋯⋯⋯⋯⋯ 3

第二节　抻拉心经，心花怒放⋯⋯⋯⋯⋯⋯ 5

第三节　抻拉肝经，理气调绪⋯⋯⋯⋯⋯⋯ 11

第四节　抻拉肾经，把根留住⋯⋯⋯⋯⋯⋯ 15

第五节　抻拉肺经，防治感冒⋯⋯⋯⋯⋯⋯ 19

第六节　抻拉膀胱经，一身都轻松⋯⋯⋯⋯ 24

第七节　抻拉胆经，排毒养生⋯⋯⋯⋯⋯⋯ 27

第八节　抻拉三焦经，气血通畅⋯⋯⋯⋯⋯ 31

第九节　抻拉带脉，灵巧塑身⋯⋯⋯⋯⋯⋯ 34

★ **第二章　简单动作，缓解小病小痛**

第一节　练呵字诀，缓解心慌⋯⋯⋯⋯⋯⋯ 41

第二节　巧按穴位，缓解胸闷⋯⋯⋯⋯⋯⋯ 45

第三节　拍打呼吸，调节血糖⋯⋯⋯⋯⋯⋯ 47

第四节　旋腰抬腿，调节血脂⋯⋯⋯⋯⋯⋯ 50

第五节　传统气功，缓解便秘⋯⋯⋯⋯⋯⋯ 53

第六节　动静锻炼，缓解失眠⋯⋯⋯⋯⋯⋯ 57

第七节　强健腰肾，缓解体寒⋯⋯⋯⋯⋯⋯ 62

第八节　养护颈椎，缓解头晕⋯⋯⋯⋯⋯⋯ 66

第九节　健腿暖膝，缓解老寒腿⋯⋯⋯⋯⋯ 69

★ **第三章　脏腑保养，养足一身正气**

第一节　展翅飞翔，增强心气⋯⋯⋯⋯⋯⋯ 77

第二节　左右侧弯，疏通肝气⋯⋯⋯⋯⋯⋯ 80

第三节　活动四肢，脾胃和气⋯⋯⋯⋯⋯⋯ 83

第四节　腹式呼吸，调理肺气⋯⋯⋯⋯⋯⋯ 86

第五节　旋转腰腹，补足肾气⋯⋯⋯⋯⋯⋯ 89

★ **第四章　顺时养生，防病需要趁早**

第一节　生机勃勃，春季养生经……………… 97

第二节　排湿降热，夏季养生经……………… 101

第三节　不干不燥，秋季养生经……………… 105

第四节　温心暖身，冬季养生经……………… 108

**第五章　学五禽戏，耳不聋眼不花**

第一节　勤练虎戏，身强力壮健如虎………… 117

第二节　坚持鹿戏，补肾强腰精力足………… 124

第三节　力至熊戏，调理脾胃饮食佳………… 130

第四节　巧练猿戏，肩颈舒缓少病痛………… 135

第五节　学练鸟戏，改善呼吸人轻盈………… 140

**第六章　习六字诀，气血通精神好**

第一节　六字诀的基础知识…………………… 149

第二节　嘘字诀，平肝气……………………… 153

第三节　呵字诀，调心神……………………… 155

第四节　呼字诀，和脾胃……………………… 159

第五节　呬字诀，增肺气……………………… 162

第六节　吹字诀，补肾气……………………… 166

第七节　嘻字诀，理三焦……………………… 169

第八节　收势…………………………………… 172

**第七章　练八段锦，关节灵活人不老**

预备势………………………………………… 177

第一式　两手托天理三焦……………………… 179

第二式　左右开弓似射雕……………………… 182

第三式　调理脾胃须单举……………………… 185

第四式　五劳七伤往后瞧……………………… 188

第五式　摇头摆尾去心火……………………… 191

第六式　两手攀足固肾腰……………………… 195

第七式　攒拳怒目增气力……………………… 199

第八式　背后七颠百病消……………………… 202

收势…………………………………………… 205

**参考文献**……………………………………… 207

**后记**…………………………………………… 209

# 第一章

## 抻拉经筋，强健内外体魄

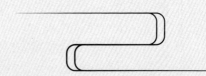

古人言："筋长一寸，寿延十年。"这句谚语虽然略有夸张，却也道出了筋脉通畅、筋骨柔韧与人体健康，甚至是寿命长短有密切联系。

众所周知，成年人虽然腰腿有力，但柔韧性却不及孩童。很多上班族或中老年人因长期缺乏锻炼，往往会出现身体僵硬的情况，严重者还会有关节酸、胀、麻、痛等困扰，这些都是筋骨老化，经筋早衰的症状。其实，中医自古就有"骨正筋柔，气血自流"的说法，人体经络纵横交错，遍布全身，行气血而营阴阳，濡筋骨而利关节，以十二经脉为主，其内属脏腑，外络肢节。同时每条经脉都有对应的脏腑，所以抻拉经筋既能使肌肉、骨骼变得更灵活，也能使体内气血通畅，疏通筋之挛缩，以达到内病外治，改善体质，提高人体免疫力的功效。

本章较为系统地介绍了抻拉经筋疏通经络的方法，虽未面面俱到，却也突出了重点，具有良好的实用性与有效性。同时，大家也可以参照这些导引动作，举一反三，找到适合自己的抻筋方法。

## 第一节  抻拉脾、胃经，改善消化

如果大家早上醒来发现自己睡觉流口水，照镜子时发现舌两边有齿痕，而且平日里吃饭不香、手脚冰凉，很多女士甚至月经淋漓不尽、经期头晕，这些都是脾经不畅、脾胃虚弱的表现。

胃被誉为"五脏六腑之海"，海即汇聚之处，输运之源。一个人所喝的酒水、饮料，所吃的五谷杂粮，都汇聚于此。随后，胃和脾同时运作，将饭食、饮水初步消化，所得营养化生气血，气血输运开始滋养脏腑，以保持人体正常运转。简而言之，脾胃是人正式消化吸收的第一关，而其又非常敏感，稍有不适，身体便会有所感知。老话说"胃口好，身体就好"就是这个道理。

本节给大家介绍一组简单实用的"递进式"抻拉脾、胃经的导引动作，大家按照指导一步步练习，相信会拥有更加强健的脾胃，改善消化。

###  第一种动作：散盘坐式

**1** 正身端坐，以右脚脚后跟轻轻抵在会阴穴处，左脚脚后跟则轻轻抵在右脚脚背的冲阳穴处。

**2** 两腿放松，腿脚的外侧平铺在坐垫上，左右腿内外可以互换练习。

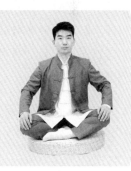

###  第二种动作：单盘坐式

**1** 正身端坐，以左脚脚后跟轻轻抵在会阴穴处；右脚置于左腿上，靠近大腿根部，脚心朝上。

**2** 两腿放平，坚持5分钟后，左右腿互换练习。

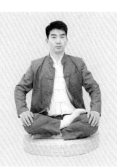

3

本坐式难易程度适中，人们一般都能达到动作要求，并且在练习过程中也不会感到疲劳。单盘坐式是双盘坐式的基础。

 **第三种动作：双盘坐式**

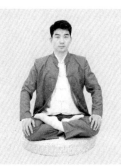

**1** 正身端坐，右脚置于左腿上，靠近大腿根部，脚心朝上。再将左脚置于右腿上靠近大腿根部，脚心朝上。

**2** 两腿放平，坚持 5 分钟后，左右腿可以互换练习。

**动作要领**

1. 上述三种动作的难度是递进的，大家可以根据自己对于盘坐的擅长程度来选择练习。通常而言，可从"散盘坐"开始，熟悉动作且感觉腿部关节柔韧性增强后，逐步练到"双盘坐"。

2. 盘腿静坐时，腿部气血运行减慢，容易被风寒等外邪乘机侵入。所以在寒冷的天气里盘坐时，要用毛毯围覆双腿，即使天气炎热也要用薄布巾覆盖双腿。

**功效**

1. 盘坐时可以抻拉腿部外侧的胃经和内侧脾经，可以改善脾胃生理功能。

2. 盘坐对胃痛、胃胀、食欲不佳、消化不良等症状都有缓解作用。

脾胃作为脏腑的根本，亦是身体吸收营养的源泉。从中医来看，从发病、诊病、治病，到健康养生等各个方面都要抓住"养护脾胃"这个根本。中医认为，胃受纳腐熟，脾运化饮食。脾胃作为枢纽发挥升清降浊的功能，即脾将水谷精微等营养物质吸收和上输于心肺；胃纳饮食，经腐熟而下注小肠，其糟粕由大肠传导而出,其水液部分由膀胱而排出。如此才能使食物化生为水谷精微,并传输至脏腑官窍、四肢百骸,从而维持人体的正常运转。脾胃的消化吸收功能改善了,人体免疫力也就提高了。因此,通过抻拉脾经与胃经以促进其功能,让我们所食之物的营养更容易消化吸收,这也是"提高免疫力"的第一步。

## 知识链接

如今社会生活节奏加快,人们饮食不规律,患有胃病的概率日益增高。然而,我们常说的"胃不好",其病根不一定真的在胃,很可能是脾胃不调。

脾与胃通过经脉相互络属而构成表里关系。胃主受纳,脾主运化,两者之间的关系是"脾为胃行其津液"。就是说,胃在受纳饮食之后,还需要通过脾的作用,把富有营养的津液输送到其他脏腑和人体各个部位。这说明胃只是一个给养仓库,而真正要"行其津液",主要靠"脾主运化"的功能。它们共同完成食物的消化吸收及其精微的输布,从而滋养全身,故称脾胃为"后天之本"。因此,当我们感觉胃部不适时,一定要确认病症根源,脾胃同时调理,恢复起来则会有事半功倍的效果。

## 第二节 抻拉心经,心花怒放

生活中遇到开心的事,大家脸上都会笑开花,笑得合不拢嘴;如果遇到不开心的事,就会心情沉重,脸色难看,甚至火冒三丈、大发雷霆。经常开开心心的对人体健康有益,中医讲"喜则气和志达",高兴的时候就会气血通畅,身心安康;反之,如果长时间急躁易怒、闷闷不乐、郁郁寡欢,就会影响内分泌,出现免疫力下降。从中医角度看,喜、怒、忧、思、悲、恐、惊,这七种情志活动被称为七情。七情内伤会扰乱气机,使气血运行不畅,进而严重影响健康。比如,"怒则气上""思则气结"等气机紊乱,容易引起血压波动、食欲下降等各种不健康状态。

人体十二经络中，与心脏健康关系最密切的是"手少阴心经"。《黄帝内经》中记载："心手少阴之脉，起于心中，出属心系，下膈，络小肠；其支者，从心系，上挟咽，系目系；其直者，复从心系却上肺，下出腋下，下循臑内后廉，行太阴心主之后，下肘内，循臂内后廉，抵掌后锐骨之端，入掌内后廉，循小指之内，出其端。"简单理解就是，手少阴心经起始于心中，沿腋下经上肢内侧后缘，一直到手小指桡侧末端。如果这一经脉有健康隐患，对外则表现为咽干、渴而欲饮、胁痛、手臂内侧疼痛、掌中热痛等症状；对内会有心痛、心悸、失眠、神志失常等症状。

本节给大家介绍几个导引动作，抻拉心经，锻炼上肢柔韧度的同时，帮助大家强健心脏，塑造美丽心情。

 **第一种动作：翻掌**

**1** 向前伸出左臂，左手拇指向下，掌心向外，右臂也向前伸，右手与左手掌心相对，十指相扣。

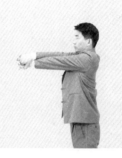

**2** 向下翻手掌，接着向内、向上再向外翻至手臂伸直状态。

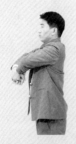 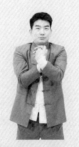 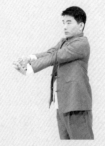

**3** 换手，伸出右臂，右手拇指向下，手掌心向外，左手与右手掌心相对，十指相扣，然后向下翻手掌，接着向内、向上再向外翻至伸直状态。

**动作要领**

1.抻拉左手臂,十指相扣时应右手在上;抻拉右手臂,十指相扣时应左手在上。

2.注意翻手掌到极限的时候稍微停顿一会儿,体会这个动作给身体带来的影响,然后再放松还原。

3.如果在抻拉时有些部位僵硬、疼痛,这可能是身体的经络不通导致气血不通畅,出现这种情况时,可以稍微放松一下,再接着抻拉。

## 第二种动作:拉钩

**1** 双手向前伸出,掌心相对,除小指以外的手指全部弯曲,小指伸出,左手跟右手拉钩。

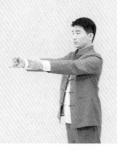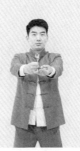

**2** 为了加强拉钩的力量,两臂向左右两侧抻拉,拇指指腹相对,这时小指会很有力。然后进行拉钩、放松,再拉钩、再放松运动。

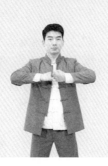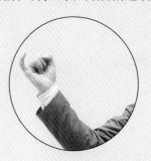

小指是心经和小肠经循行的部位，拉钩动作幅度小，方法简单，平时在办公室或者公交车上都可以练习。如果人多，还可以把两臂伸平，与别人相互拉钩，这样既可以增加力度抻拉心经，还能增进友谊。

做这个动作时很多读者都会想到小时候的童谣"拉钩上吊，一百年不许变"，这里的拉钩就是本节的动作。那么这里的"上吊"是什么意思呢？本节的"知识链接"会告诉您答案。

本式动作用到的也是中医按摩的一个手法——金钩劲，兹录口诀如下。金钩劲的使用方法不是本书重点，此处从略，感兴趣的读者，可参考其他书籍。

### 金钩劲

小娘腕上挂金钩，顺水钩鱼顺水舟。
少海波翻龙斗虎，虾游滋味在心头。
柳梢偃月挂金钩，月下披弹反复求。
见到金花开放处，昏充老眼不须愁。
导引阳金出井金，小钩大指倒提轻。
迎随拿托双消息，离合阴阳掌上平。

## 第三种动作：比心

**1** 两脚并拢，两臂自然垂于体侧。左脚打开，两臂侧起，小指向远向上抻拉。

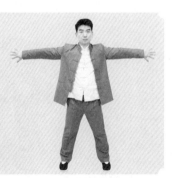

**2** 然后抬头，两手手背相靠，两臂尽量向
上抻拉，略停几秒。

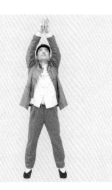

**3** 两手向远打开，然后左脚收回，两臂向下，
两手在胸前结成一个"心"形。

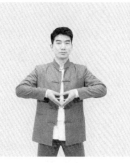

**功效**

1. 在做动作的时候，抻拉了手部的心经、心包经，可补心气、养心血。

2. 这个动作除了抻拉心经外，还能通过"心"的形象让大家感觉到传递的爱心。从医疗意义上来说，它能充分调动内在因素，积极防病治病。从保健意义上来说，它可以锻炼身体，增强体质，保持朝气，焕发精神。

"善医者，必先医其心，而后医其身"。传统养生理论认为，正常的情志反应不会影响身体健康，过激的情志活动才是养生保健的大敌。对此，人们应当通过适当的方式对过激的情志活动进行有效的调节。清代吴师机在《理论骈文》中云："七情之病也，看花解闷，听曲消愁，有胜于服药者矣。"意思是说，对于情绪波动导致的疾病，通过外出看美景、听音乐，能起到很好的改善作用。大家在做抻拉经筋的导引时，配合听悠扬舒心的音乐，将不快的事情搁置一边，可以激发患者体内"自我调节、自我维持、自我改善"的功能，起到调节情志、忘却病痛、改善心情的作用，从而达到最佳的生理效应和心理效应。

### 1. 心包经与心脏关系密切

心包具有保护心脏的作用，抻拉心包经对养护心脏非常重要，抻拉心经的同时也对心包经进行了抻拉。《黄帝内经》记载："心者，五脏六腑之大主也，精神之所舍也，其脏坚固，邪弗能容也。容之则心伤，心伤则神去，神去则死矣。故诸邪之在于心者，皆在于心之包络。"意思是说，心是人体生命活动的主宰，在五脏六腑中居于首要地位，总管其他脏腑的生理活动。心是储藏神明的地方，心脏器质坚固，外邪不容易影响到心脏。若为外邪盘踞，心脏就会受到伤害，导致神气丧失，一旦精神丧失，病情就会危重。心是君主之官，心包是心脏的卫外之官，具有保护心脏的功能，可代替心脏受邪。

当心包经出现健康隐患，主要表现为手心热、肘臂屈伸困难、腋下肿、胸胁胀闷、心痛、心烦、面红、目黄、喜怒无常等。若大家有以上病症，可以通过拍打、按摩来抻拉心包经，使心脏的正常功能得到恢复，从而治疗心经郁滞等多种疾病。

### 2. "拉钩上吊"是什么意思?

"拉钩上吊，一百年不许变"是大家耳熟能详的童谣。本节第二个动作，用到了拉钩的姿势，五指之中小指最瘦小，但是表示信守承诺的时候却用小指拉钩，这是为什么呢？其中重要的原因就是小指为手少阴心经所过，两人之间的承诺需要用心遵守，所以用小指拉钩，才能"百年不变"。这句童谣通过简单的"双手拉钩"的方式，来许下诺言，诺言不能更改的时间为100年。

那"上吊"是什么意思呢？喊出这句童谣的时候，会做出小指相互拉钩，然后拇指上翻，双双印在一起的动作，也就相当于盖了一个章，诺言也就生效了！所以这里的"上吊"是指拇指上翘的动作。

不过也有另一种解释，古人所使用的大多是铜钱，少点可能方便携带，如果太多就会不方便携带，那怎么办呢？当然是用绳子穿成一串，这样铜钱更加不容易掉落松动，所以也叫作"一吊钱"。所以"上吊"也被视为不会轻易改变的意思。

## 第三节　抻拉肝经，理气调绪

情绪是一个人的本能，控制好情绪是一种本领，懂得与情绪如何相处更是一种智慧。《大方广佛华严经》讲："一念嗔心起，百万障门开。"从中医角度理解，当愤怒等不良情绪失于控制时，不单会影响我们对行为的正常把控，也会使得我们的身体在抵御疾病时更容易出现缺陷，导致病邪乘虚而入。生活中，当我们自身出现焦虑、愤怒、抓狂等比较严重的负面情绪时，一味地压抑，会让自己更加难受，而随意地宣泄，则容易伤害到身边的亲人和朋友。我们应该学会的，是以正确的方式疏导情绪，调节自我。

中医认为，生气、焦虑等情绪与人体的肝脏密切相关。中医理论中常说"肝主疏泄"，意为肝脏具有调节气机的作用，气的正常运行，能够推动人体的津、水、血液正常运行，整个机体得到充分的滋养，人体能够保持正常的节律生活，这是一种生活常态的体现。那如果"气机"紊乱，节律不正常，人就会容易生气、焦虑。情绪日久不得宣泄，气郁化火，则容易产生其他疾病。日常中，我们遇到脾气暴躁的人，总言其"肝火旺"，也是这个道理。

本节我们推荐一些中医传统的运动方式或穴位按摩，帮助大家疏通肝经、理气化瘀、调节情绪，从而收获平稳舒缓的心情，提高免疫力。

 **第一种动作：冲拳**

**1** 两脚分开站立，略与肩宽，两手伸出，大拇指弯曲贴近掌心，其余四指紧握，成握固手型；将握固双拳放在人体两胁肝经所过之处。

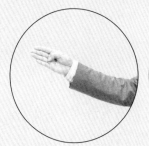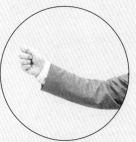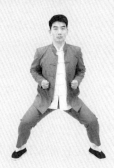

**2** 微屈膝，下蹲，用自身内力将左拳向前
冲出，速度要慢。

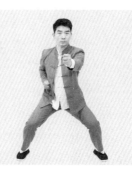

**3** 左手变掌，拇指向下，立掌，掌心向前；手指画一个最大的弧，拇指
朝上，握固，收回，再放于腰间。

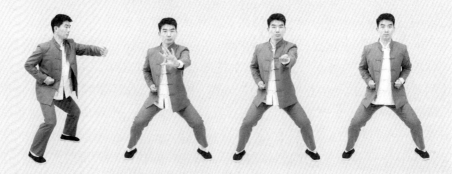

**4** 右手重复第1到第3步的动作后，左脚收回，两脚并拢。5次为一组。

**功效**

1. 在做上述动作的时候，胳膊用力，加之大幅度的旋转动作，可改善
人体肝脏和肝经的功能。

2. 左右冲拳，可刺激胁肋部，抻拉肝经，使之肝气舒畅，利于改善心情。
做完动作，如果手心微微汗出，表明气血已通畅。

### 🪭 第二种动作：拳打脚踢

对于年轻人而言，抻拉肝经的动作可稍大一些，节奏可以稍微快一点。
例如，在左右冲拳的同时可以加上踢腿的动作，有助于调达肝气。

**1** 两脚分开站立，略比肩宽；双手在身前击掌，向下半蹲时迅速握拳，将双拳收于两胁肝经所过之处。

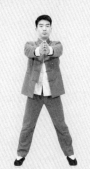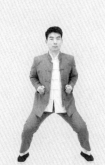

**2** 先将左拳冲出，收臂的同时起身踢出右腿，然后冲右拳，再收右拳半蹲；右拳冲出，收臂的同时起身踢出左腿，冲左拳，再收左拳，半蹲。5次为一组。

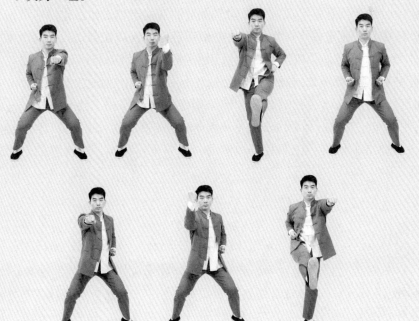

通过练习上述动作，可疏肝理气，调动全身气血，舒缓和宣泄内心不良的情绪。

##  第三种动作：按"撒气穴"

除了中医养生保健动作的引导之外，按摩身上的相关穴位，也能有效调理肝气，缓解不良情绪，我们习惯称其为"撒气穴"。

头部的 3 个"撒气穴"分别是角孙穴、风池穴和太阳穴。按压这些穴位能起到明目醒脑、舒缓疲劳、缓解焦虑的养生保健作用。有些人在按摩完角孙穴后会打嗝，说明按摩起到了一定的作用，刺激这个穴位对于着急生气后引起的两肋、乳房胀痛更有益。

躯干的 2 个"撒气穴"分别是膻中穴和肩井穴。生气时按摩膻中穴，有助于宽胸理气，平心顺气；用拳头敲打肩井穴，则有助于通畅肩颈血脉，让大脑供血充足，冷静消气。

中医认为，肝有贮藏血液和调节血量的功能。当人体在休息或情绪稳定时，机体的需血量减少，大量血液贮藏于肝；当人体在劳动或情绪激动时，机体的需血量增加，所储藏的血液由肝排出，以供应机体活动的需要。如若肝藏血的功能异常，或者肝经堵塞不畅，当人出现情绪波动时血液无法及时供给，肝气无法及时疏导，情绪则无法有效自控，甚至导致"气大伤身"。因此，强健肝经说白了就是让人体内进出肝脏的"高速路"保持畅通。当我们情绪不佳时，让那些不和谐的"气"迅速排出，让新鲜的血液通达百脉。

### 知识链接

1.肝脏为肝经之源，在抻拉肝经、强健体魄的同时，也不要忘记固本溯源，保养肝脏。我们为大家推荐两款日常"养肝茶"，相信它们在提高免疫力方面会起到事半功倍的效果。

**桑叶枸杞茶**

配方：桑叶6克、枸杞子12克、绿茶3克。沸水冲泡，焖泡5分钟后饮用。

功效：滋阴润肺，养肝明目。

**玫瑰菊花茶**

配方：玫瑰花6克、菊花2～3朵，沸水冲饮。

功效：活血散瘀，疏肝解郁。

2."握固"是传统养生术中常用的一种使人体保持"正气存内"状态的手式，即晋代葛洪的"握固守一"。《云笈七签》云："拘魂门，制魄户，名曰握固，与魂魄安门户也。此固精、明目、留年、还魂之法，若能终日握之，邪气百毒不得入。"意思是说，握固之法，就好像关上房门一样可以静心安魂，保持内经中的"形与神俱"从而养生长寿。同时，握固可以固护精气避免"耗散其真"，使得精气收敛不随意外泄，明目延年。若整天或睡眠中也进行握固，还可以辟邪防毒。故《老子》中记载："骨弱筋柔而握固。"握固的样子如《道枢·众妙篇》中所记载："握固者，何也？吾以左右拇指掐其三指之纹，或以四指总握其拇，用左右手拄腰腹之间者也。"《寿世青编·十二段动功》中也记载："两手当屈两拇指抵四指根，余四指捻定大指，是为两手握固。"

## 第四节 抻拉肾经，把根留住

如今，健康养生、延年益寿已成为全球关注的热门话题。人们在追求日常食补、药补的同时，也越来越关注如何通过合理锻炼改善身体功能，由内而外提高自身免疫力。

中国有句古话："人如巨树，根深则叶茂，通脉则长青。"意思是人和大树一样，根源好，则身体壮，经脉通，则易长寿。中医理论将肾脏视为人体本源之所在，《黄帝内经》中说："腰者，肾之府。"肾脏主藏精，主水，主纳气。其藏先天之精，主生殖，即负责生殖物质的生成、贮藏和排泄，所以肾是人体生命之本源。

本节向大家推荐两种抻拉肾经的导引动作，帮助大家保精固肾，从"根源"上提高免疫力，以利于健康长寿。

 ### 第一种动作：海底针

**1** 两脚并拢，左脚开步，两脚与肩同宽，两手叉腰。

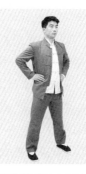

**2** 屈膝，左脚提起，向前踢出去。

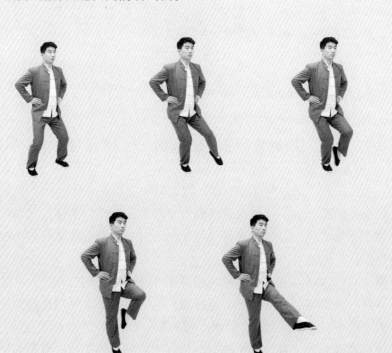

常练导引术，
提高免疫力

**3** 脚尖向回勾，身体下蹲后脚尖向前伸，此动作停留 3 ～ 5 秒，然后身体站直。

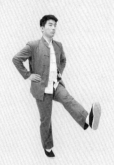 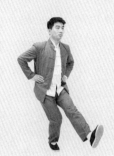 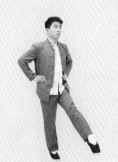

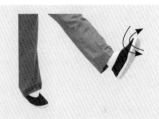

**4** 脚尖先逆时针转 3 圈，再顺时针转 3 圈，然后左脚缓慢落回原位。

**5** 换右脚，重复左脚动作。左右脚交替练习 10 次左右。

**功效**

　　海底针的动作对涌泉穴和肾经有很好的刺激。涌泉穴有泻热宁神，苏厥开窍，滋阴益肾，平肝息风的作用。踢出、回勾、前蹬可刺激涌泉穴，发挥肾经的功能。

## 第二种动作：足运太极

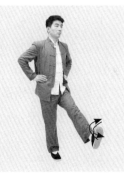

**1** 两脚并拢，左脚开步，两脚与肩同宽，两手叉腰，拇指按在肾俞穴上。

**2** 左脚提起，向前踢出去，脚尖顺时针划一个最大的圈，连转 3 圈后，逆时针再转 3 圈，收脚。

**3** 右脚重复左脚动作，5 次为一组。

**功效**

抻拉肾经，需要在腿上多做一些文章。足少阴肾经循行路线如下：起于足部小趾之下，斜着走向足心（涌泉穴），出于舟骨粗隆下，沿着内踝后，进入足跟，再上行于小腿肚内侧，向上循行，出于腘窝内侧，向上行大腿内侧后缘，通向脊柱，属于肾，联络膀胱，其直行的支脉从肾向上通过肝和横膈进入肺中，沿着喉咙向上夹舌体，其支脉从肺出，络心，注入胸中，与手厥阴心包经相交接。通过足运太极运动，可以很好地牵拉整条肾经，让其恢复弹性，以达到经脉通畅，保健肾源的作用。

中医认为，肾经的脉络根源于肾脏，其主脉向上延伸经过肝、膈，入肺脏，循环于喉舌之间；其支脉则从肺部而出，围绕心脏，注入胸腔。由此看，肾脏如果是人的先天之本，肾经则是将先天之精血由肾脏运送到人体各个重要脏腑的通路，为人的身体功能提供重要保障。所以，日常抻拉肾经是巩固人体根本、健康养生的明智之选。

足运太极动作源自峨眉十二庄的天字庄，关于这种中医导引术，下面的知识链接会做简单说明。

## 知识链接

### 1. 按摩肾俞穴

通过抻拉肾经的学习，大家不难找到肾俞穴，其实这一穴位正是日常温补肾脏的主要穴位。建议大家在日常生活中，将双掌摩擦至热后，把掌心贴于肾俞穴，这样反复 3～5 分钟，或直接以手指按揉肾俞穴，至出现酸胀感并且腰部微微发热，这对肾脏有非常好的强健作用。

此外，也可在每日临睡前，坐于床边，自然垂足解衣，闭气，舌抵上腭，目视头顶，双手摩擦双肾俞穴，每次 10～15 分钟。通过以上刺激，可以舒筋通络，增进腰部的气血循环，消除腰肌疲劳，缓解腰肌痉挛和腰部疼痛，对肾脏有良好的强健作用。

### 2. 峨眉十二庄

峨眉十二庄的发源地为四川省峨眉山。据传为峨眉山高僧白云禅师开派，辗转流传至今。十二庄以字标名，分别称为天字庄、地字庄、之字庄、心字庄、龙字庄（即游龙庄）、鹤字庄（即鹤翔庄）、风字庄（即旋风庄）、云字庄（即拿云庄）、大字庄、小字庄、幽字庄、明（冥）字庄。本节动作在十二庄中应用广泛，现将部分口诀摘录如下。这些口诀也是练习中医导引术时应该遵守的，大家可以熟读成诵，做到持之以恒。

## 天地庄合诀

象天则地，圆空法生，
大小开合，唯妙于心。
如如不动，是真阴阳，
宝斯不动，发用乃常。
唯气与脉，不动动生，
意动神到，开合降升。
降则嘿嘿，升则嘶嘶，
开合一如，结丹在兹。
静如秋月，动若飙风，
彬彬克敌，分寸之中。
轻若鸿毛，重逾泰山，
用中无形，体用一焉。
大哉天地，十二庄首，
默识心通，贵在勤苦。

## 第五节　抻拉肺经，防治感冒

感冒是生活中最常见的疾病之一，如果我们自身的免疫力足够强大，无论是对感冒病毒引起的流行性感冒，还是对外邪入体引起的风寒、风热及暑湿感冒，均会有良好的抵御作用。

众所周知，感冒会引起鼻塞、流涕、咳嗽、喉咙发炎、胸闷等多种呼吸道病症，而人体主管呼吸的主要脏腑便是肺。肺脏的健康与肺经的通畅，恰恰是我们抵御感冒的重要保障。

　　本节向大家介绍几个抻拉肺经的动作，希望能帮助大家通过简单的锻炼，增强肺部功能，远离感冒困扰。

 **第一种动作：拇指齐眉**

**1** 双脚并拢，自然站立，左脚横跨，与肩同宽，双脚平行，两膝微屈，松静站立。

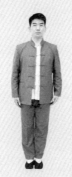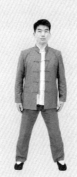

**2** 两臂以肩为轴，以与肩等宽的距离，从体前缓缓直臂抬起，至与肩平，掌心相对，拇指微微朝上翘立，其余四指自然伸直向前。两掌前起的过程掌心相对，同时手掌、手臂配合做蛇行蠕动。

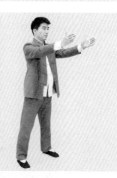

**3** 手臂与肩平之后，后臂保持不动，两肘微屈，翘立的拇指带动前臂向上抬起，至两拇指约与两眉同高。

**4** 势定之后，集中精神，冥想左右少商穴片刻。然后缓慢放下双臂，膝盖挺直，回归自然站立。

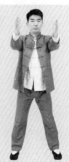

功效

1. 拇指翘立，能协助打开肺部经脉，两掌前起时就会有轻飘飘的感觉。

2. 拇指对应肺脏而两眉对应肾脏，拇指与眉同高，配合注意力集中在少商穴，具有金水并调、肺肾同练的功效。

3. 两掌以半阴半阳（掌心向上为阳，反之为阴）的方式前起，可以带动两侧肋骨由下向上随之运动。足少阳胆经循行于身体两侧，正当胁肋部位，所以这个动作也可以促进胆经气血的运行。

## 第二种动作：冲天杵

**1** 两脚并拢，自然站立；左脚开步，与肩同宽；两臂侧起，至与肩相平，掌心向下。

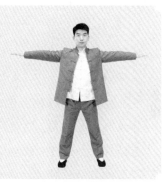

**2** 腕肘内翻，由通臂劲的阴掌（掌心向下）转成半阴半阳掌（掌心向前）；同时将小指、无名指、中指、示指依次向掌内划圆成空握拳状，四指并拢卷曲并排不动，形似梯墙。

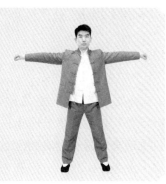

**3** 拇指向上直立，气达指尖，名曰"冲天杵"。拇指向内划 3 个圆，再向外划 3 个圆；拇指直立做蛇行蠕动数次；拇指再向内划 3 个圆，再向外划 3 个圆。拇指向前内收，两手握空拳。

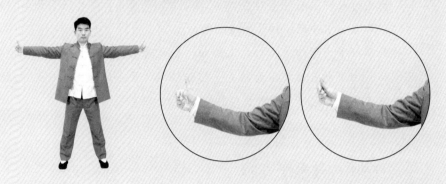

**4** 将小指、无名指、中指、示指松开伸直变成掌。与此同时，两臂缓缓外翻，转掌心向下。两臂还原，左脚收回，自然站立。

**功效**

　　拇指对应肺脏，少商穴位于拇指末节桡侧，距指甲根角 0.1 寸处，是肺经井穴之所在，井穴为体表经脉内的气血流注到体内经脉中的必经之路。运动拇指，少商穴就会有跳动的感觉，故常做冲天杵能益肺固表以御邪侵。

　　以上动作对抻拉肺经作用明显，也能增加拇指的力量。有个按摩手法叫冲天杵劲，就是以拇指为主的一个手法，具体操作将在知识链接中进行说明。

　　总之，在五脏六腑之中，肺脏位于最上方，有"覆盖诸脏"之意，也有"诸脏华盖"之称。华盖原指古代帝王所乘车子的伞形遮蔽物，在此引申为肺的位置最高，居于诸脏腑之首。肺为华盖，与外界直接相通。就脏腑而言，肺属五脏之一，属里。但肺与其他四脏不同，它不但居于胸腔内，还通过喉和鼻与外界直接相通。因此，肺的生理功能，往往直接受到外界环境变化的影响。自然界的风、寒、燥、热等邪气，尤其是温热邪气，多直接从口鼻而入，影响到肺，出现肺卫失宣，肺窍不利等病症。通俗来讲就是肺气不通畅而导致咳嗽、胸闷等症状。肺为娇脏，不耐寒热。肺之所以娇嫩，是由于肺为清虚之体，开窍于鼻，外合皮毛，外界邪气常直接伤及肺，使之功能失常。故而，我们在日常生活中以中医保健动作来养肺健肺，相信一定可以增强身体对感冒等呼吸道疾病的抵抗力。

## 动作要领

将小指、无名指、中指、示指依次向掌内划圆成空握拳状，四指并拢卷曲并排不动，形似梯墙，拇指则顺势从四指的"梯墙"内伸出，向上直立，气达指尖，名曰"冲天杵"。动作要领是掌指关节依次用力屈握，拇指随之自然翘立，这样拇指会得到充分的抻拉，这个手型会发出一股内劲，称为冲天杵劲。在按摩手法中，冲天杵劲可以按摩颈部、手臂等部位。兹摘录口诀如下。

### 冲天杵劲

冲天杵劲属金宫，点取风池玉枕同。

舌下极泉天突穴，轻轻蠕动老痰通。

冲天杵劲气冲天，独授闺门惩大奸。

死穴师传无解救，休将神杵太轻看。

### 知识链接

健肺补肺应双管齐下，下面为大家推荐一款家常"雪梨百合"，既美味，补肺效果也非常好。

制作方法：取雪梨2个、百合50克、冰糖20克。将百合洗净后，清水浸泡30分钟，锅中烧开水，放入百合煮3分钟，取出沥干；再与洗净、去核、切块（不削皮）的雪梨一同放入砂锅中，加入适量的水，小火炖20分钟；最后加入冰糖，冰糖融化后即可食用。

功效：雪梨水润，性略寒，可以生津润燥、清热化痰；百合可以滋养肺经，还有养心安神、润肺止咳的功效。

# 第六节 抻拉膀胱经，一身都轻松

如果说人的身体上有一条经络，经过抻拉、锻炼后能使其通畅，让人感觉一身轻松，那么这条经络非"膀胱经"莫属。

足太阳膀胱经，是人身上最长的一条经络，它从人的面部沿头顶，过后颈，再伴脊柱一直向下游走到背、腰、腿，直至脚趾。中医首先将膀胱经比作人体的两道"藩篱"，是抵御外界病邪入体的重要屏障；更将其喻为人体最大的排毒通道，打通膀胱经，可促进全身气血循环，帮助体内湿寒毒素都从尿液中排出。

本节向大家推荐几种抻拉膀胱经的动作，帮助大家排毒健身，促进气血通畅，提高免疫力。

 **第一种动作：翘脚尖**

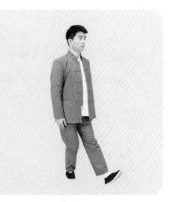

自然站立，左脚前伸，脚尖回勾，脚跟轻轻着地，令腿后侧、脚跟、脚底有抻拉的感觉。坚持15秒后，左脚放松收回，右脚重复左脚动作。熟练上述动作且可以轻松完成后，可加大难度。左脚前伸后，俯身向左腿靠拢，左耳贴近左腿，然后起身，左右交替。

**功效**

1. 这个动作可以充分伸展腿后侧的膀胱经，让人腿脚灵活有力。

2. 可缓解腰酸腿软、下肢静脉曲张等。

## 第二种动作：拱背

**1** 自然站立或坐在凳子上。上身前俯，后
背拱起，吸肚子，手向前下方伸展，充
分抻拉后背，坚持 10 秒左右。

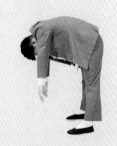

**2** 后背充分抻拉后手收回，两手握拳，两
肩胛骨向后挤压，抬头并塌腰。

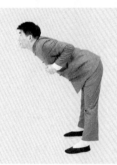

以上动作重复 3 ~ 5 次。

**功效**

1. 上述运作可抻拉在后背循行的一段膀胱经。后背膀胱经能灌注五脏
六腑之气，是身体抵御外界风寒的重要屏障。只有保持这条经络畅通，才
能避免外邪乘虚而入，将内毒及时地排出体外，提高人体的免疫力，从而
减少患病。

2. 拱背从调理膀胱经入手，同时也能激发肾功能。因为膀胱与肾互为
表里，膀胱经作为排毒通道，本身无动力运行，需肾气的支持才能完成御寒、
排毒的功能。所以在加强膀胱经的同时，也激发了肾脏的供应潜能。

足太阳膀胱经作为人体中最长的一条经脉，其单侧有 67 个穴（左右两侧
共 134 个穴），其中 49 个穴分布于头面部、项部和背腰部的督脉的两侧，其
他 18 个穴则分布于下肢后面的正中线上及足的外侧部。因此，通过抻拉膀

胱经，可以刺激到全身上百个穴位，对恶风怕冷、颈项不舒、腰背肌肉胀痛、腰膝酸软、静脉曲张、尿频、尿多、尿黄、前列腺肥大等病症均有缓解作用，当真可谓是"一身轻松"！

## 动作要领

拱背的动作是通过大幅度缩身拱背、抬头掉尾，再配合吐气、纳气、闭气等一系列导引动作，以加强呼吸吐纳及肺的功能。动作中缩身拱背及抬头掉尾的练习，配合深长的逆腹式呼吸（吸气的时候轻轻收缩腹部肌肉，使其回缩或者凹陷；在呼气的时候又慢慢放松腹壁的肌肉，使其重新隆起），以及闭气的练习，可以加强体内横膈膜的运动，增大肺活量，促进肠胃的蠕动，对于消化不良、习惯性便秘、体质虚弱的患者有着很好的作用。督脉总督一身阳经，任脉总任一身阴经，二者分别位于人体前后正中线，缩身拱背与抬头掉尾的练习，可以有效促进督脉、任脉的交汇运行，进而增强全身三阴、三阳经脉的交汇运行。每个动作的作用是复合的，不是单一的。

## 知识链接

打通膀胱经的方法其实很简单，也有很多，如捏脊法、刮痧法、拔罐法、敲臀法（膀胱经不畅时，敲臀会有明显痛感，也可以此作为自我检查的方式）都可以用。

要注意，膀胱经在腿上的部分也很重要，同样可以刮痧、拔罐、点揉、敲打，甚至用手大把攥，只要能充分刺激它就行。还可两腿绷直，俯腰两手摸地，向后仰身弯腰，以及仰卧起坐，还有许多传统武术的动作，只要能刺激腰椎以及大腿后侧的膀胱经，均可采用。

# 第七节　抻拉胆经，排毒养生

生活中我们经常用"血气方刚"来形容一个人精力旺盛，传统医学也提出"欲提高免疫力，气血必先充足"的说法。其实，蛋白质能促进红细胞的形成，而蛋白质很大一部分是由胆汁分解食物得来。如果胆汁分泌不够，则食物被分解成可供人体吸收的蛋白质就不足，无法提供足够的原料给各种组织（如肌肉），从而使人体血气下降，易出现不同程度的慢性病。

本节向大家推荐几个抻拉胆经的动作，以帮助大家促进胆汁分泌，改善消化，促进造血。

 **第一种动作：虎爪劲**

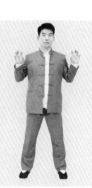

**1** 双脚并拢自然站立，左脚跨步与肩同宽。将双手五指张开，然后将手的第一关节和第二关节弯曲，这个就是虎爪。

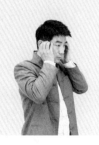

**2** 将指尖和指腹贴近头的两侧，拇指放在耳后，其他四指放在与发际水平的地方，手指贴近头皮，然后有节奏地收缩和放松，按摩双耳周围。

**3** 当手指略有酸胀感时，恢复自然站立状态。

**功效**

胆经可上循头部两侧，至双耳周围，这个动作通过按摩可以疏通胆经在头部的经络，使头脑能清醒一些，让身体内毒素排出得更快一些。

## 第二种动作：龙探爪劲

**1** 两脚并拢自然站立，左脚跨步与肩同宽。
两手握拳，拇指在内，收于腰间。

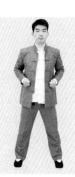

**2** 右手打开，下落后向右上划弧，变成龙爪，与眼睛同高。

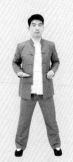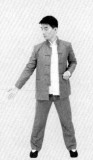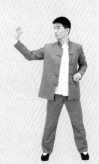

**3** 龙爪向左侧探出，身体向左转，龙爪变掌后下按，然后右旋，腿要伸直，
然后拇指弯曲握拳，收于腰间。

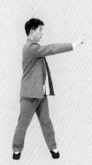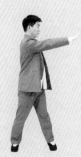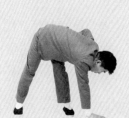

常练导引术，
提高免疫力

28

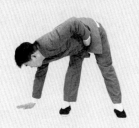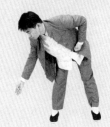

**4** 反方向再做一次。

[动作要领]

龙探爪劲在转身时，保证腿部伸直，这样做除了对胆经有抻拉作用外，对腰椎、腰肌也能起到一定的锻炼作用，缓解久坐疲劳。

[功效]

胆经是由头部绕往身体侧面，并达到脚尖的一条非常长的经脉。这一动作基本能够抻拉左右两侧整条胆经，达到锻炼养生的效果。

通常来说，胆经不通，脸部容易分泌油脂，头发及身上也会油腻腻的，而且脱发的情况会比较严重，甚至连整个人都会发胖。此外，胸胁胀满，特别容易烦躁、生气，口苦咽干等症状也与胆经不通有关，严重者还会有胆结石的风险。中医素有"胆经通，病无踪"的说法，因此，我们抻拉胆经，促进胆汁分泌，是缓解身体小病小痛的不二法门。所谓"肝胆相照"，是因为胆汁从肝脏中分泌，胆囊则是储存及控制胆汁分泌的器官，所以本节方法可以与抻拉肝经的动作相互参照。

**知识链接**

**1. 闲坐敲胆经，无病一身轻**

胆经有很长的一段分布在双腿外侧的中间位置，我们日常办公闲暇时，或者坐在车内等待时，都可以适当敲打胆经，不仅能帮助下肢血脉通畅，也能预防很多胆经闭塞带来的病症。

具体方法：放松端坐，双手握空拳，由腰腿衔接处开始敲打大腿外侧中央，逐步向下至脚踝。频率约为 2 下 / 秒，切忌用蛮力，如果敲打到感觉酸痛之处，可多敲几下。敲胆经最佳时间为 12：00 ～ 16：00。

### 2. 虎爪劲与龙探爪劲

两种动作通过自我按摩的方法疏通胆经，虎爪劲和龙探爪劲都是天罡指穴法中的手法，两个手法还能应用于其他部位的按摩，兹将口诀摘录如下。

### 虎爪劲

迎面山头白虎吼，双双爪下爪尖抖。

用时劲却在肘端，千斤坠著中央走。

顶上太阳抓左右，青龙五处分前后。

两爪交逢督脉中，摩云小调低低奏。

爪擵震三兼七兑，颊肠下取上臑臂。

瑟瑟梭巡似齿寒，还阳引入窠中醉。

虎爪擒拿威力猛，千斤闸着解消牵。

运气开声吐白虹，教他臂折倒栽踵。

### 龙探爪劲

龙探爪法出龙庄，体变五丁用互彰。

胁肋胸疼双乳取，阳明气逆降趺阳。

颊肠虎爪合龙探，总取承山腿肚间。

又取三阴洼土穴，气虚血滞运周天。

制敌犹龙变化奇，推波踏浪顺风旗。

前胸少腹翻拳肘，背点魂门魄也离。

# 第八节　抻拉三焦经，气血通畅

生活中我们常听到一个词——内分泌失调。到医院检查，西医很难得出确切的结论，而当中医遇到这样的病症，可以考虑从调理三焦入手。

三焦是六腑之一，分为上焦、中焦、下焦三部分，简单来说就是装载体内所有脏腑的容器及交通脏腑的通道。横膈以上为上焦，含心、肺；横膈以下至脐为中焦，含脾、胃、肝、胆；脐以下为下焦，含肾、大肠、小肠、膀胱。中医认为，三焦主一身之气，是调气的一个大通道。任何一个通道发生堵塞，气不通则血不畅，相关脏腑便容易出现问题。所以业内有"三焦不通，百病丛生"的俗语。

本节向大家介绍几个针对三焦经的导引方法，有助于大家打通三焦，促进气血顺畅。

 **第一种动作：掌托天门**

**1** 两脚并拢，自然站立。左脚开步，与肩同宽。两臂由身侧抬起，与肩同高，向左右两侧抻拉，身体形成一个"大"字。

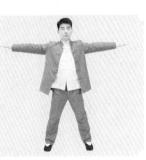

**2** 立掌，手指向回勾，掌根用力向上推。同时将脚跟提起，手掌尽力向上托，两臂尽力伸直，保持 3 ~ 5 秒。

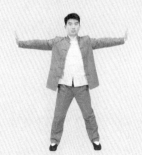 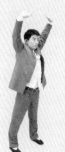 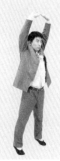

**3** 脚跟放下，随后抬头，手继续保持几秒向上托掌的姿势。两臂缓缓下落，手向左右两侧打开，最后还原体侧。

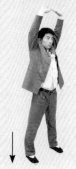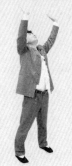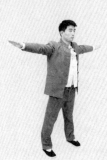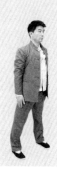

**功效**

1. 此动作能够抻拉身体两侧、正中及全身脊柱，激发三焦正常的生理功能，恢复元气，减轻水液运行障碍。

2. 手臂下落的过程中，尽量向后、向两侧打开，这个动作也可以对肩部疲劳有很好的改善作用。

## 第二种动作：拍打手臂

**1** 两脚开立，自然站直，左手半握拳，放在身前右下腹。

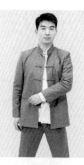

**2** 用右手手掌（或右手半握拳）沿着左臂三焦经行走路线，由肩头自上而下依次拍打，直至手腕。拍打的力度、节奏尽量均匀。

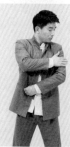

**3** 拍完之后，在手腕阳池穴上按摩 1 分钟。

**4** 左右手互换，3 次为一组，以拍打时有酸痛的感觉为佳。

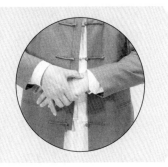

功效

1. 手腕阳池穴是三焦经的原穴，原穴是脏腑的元气经过和留止的部位，按摩此穴可以将气血引到手上，促进血液循环。

2. 坚持拍打不仅能刺激大脑皮层，放松神经，改善头痛、目痛、咽喉痛、出汗等身体不适症状，还能提高免疫力。

上焦、中焦、下焦，不同的"焦"气塞不畅，反应在身体的病症也不相同。五脏之间需要相互联系，并不断运转养分、水液、气等，三焦恰恰就承担着这些作用，其主要的作用就是维持脏腑各气的平衡和水液的运行，使得机体上下疏通。三焦不通的危害也就显而易见，身体内的水液和诸气无法平衡，体内的毒素排泄不出去，湿气、寒气及各种瘀毒都无法代谢，各种病也就来了。

一般来说，上焦不通容易造成经络瘀堵，气血凝滞，出现高血压、高血脂、风湿骨病、颈椎病等。

中焦是脾胃所在，脾胃互为表里，又相互作用。中焦不通也就意味着脾胃不和，或是胃强脾弱，或是脾强胃弱。总之，脾胃出了毛病，气血无法向上输送到心、肺，代谢物也无法向下抵达肾、膀胱等。

下焦不通则会让肾功能受阻，容易造成男性肾虚、前列腺疾病等。

以上这些还不算是严重的，最怕三焦不通后体内毒素太多，慢慢演变成"癌毒"。因此，一个人被诊断为三焦不通，从来就不是小问题，如果完全置之不理，迟早会蔓延成大病，成为挥之不去的阴影。

因此，打通三焦经脉，把气调顺，内分泌自然也就调顺了，身体免疫力自然提高，各种病症也就消失了。

知识链接

"三焦"的"三"，自然是前文提到的"上、中、下"，而关于"焦"字的含义，有人认为"焦"当作"膲"，膲为体内脏器，是有形之物；有人认为"焦"字从火，为无形之气，能腐熟水谷之变化，参与消化食物；也有人认为"焦"字当作"樵"字，樵，槌也，节也，谓人体上、中、下三节段或三个区域。不管如何理解，他们对三焦功能的认识是一致的，即可以通行元气，运行水液。因此，在中医导引术中，对三焦的调理是对人体整体层面的调节。

## 第九节　抻拉带脉，灵巧塑身

唐代女性以胖为美，而现代女性则更向往纤瘦的身材。生活中，越来越多的女性为了拥有曼妙的身姿而去减肥，她们有的锻炼，有的节食，甚至有的还打针、吃药。然而如果一味追求"减重"，选择错误的减肥方式，或者掌握不好尺度的话很容易降低免疫力，影响健康，得不偿失。减肥需要全身各部位的协同作用，追求的也是整体效果。我建议大家通过锻炼系束全身经络的带脉来达到理想的体态。

带脉，是人体"奇经八脉"之一，它所在的位置便是我们日常生活中常说的"游泳圈"所在的腰腹位置，其主要功能是"约束诸经"，将各条纵行的经脉约束起来，加强它们之间的联系。本节给大家介绍几种抻拉带脉的动作，不仅对腹部减脂、塑形有很好的作用，还能协助经脉运动，贯通气血，提高健康指数。

## 第一种动作：带脉环形功

**1** 两脚分开与肩同宽，两手由身前举起至头顶，双臂贴近耳朵，保持平行。

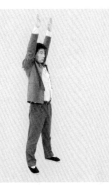

**2** 缓慢弯腰，手臂尽可能向远处伸展，然后起身还原。此动作连续做 3 ~ 5 次（这是热身动作，目的是先把肌肉打开）。

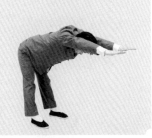

**3** 两脚大步开立，两腿微屈，两手掌心向下，位于下腹部。

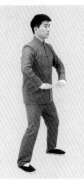

**4** 配合吸气，两掌上翻，掌心向上，缓缓向上托起至胸部。随着两掌上提，两腿伸直。

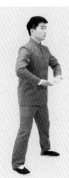
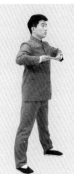

**5** 配合呼气，翻掌，掌心向下，然后缓缓下按至肚脐位置。随着两掌下按，两腿屈膝。

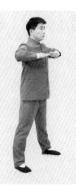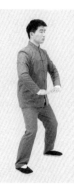

**6** 两掌与肚脐同高时，依次向左、向前、向右，顺时针在腹前平行划圈。做这个动作时想象腰腹以下浸在温水里，自己的身体浸在水里非常舒服，假装手向下按住一个要向上漂起来的球，双手按住球表面缓缓地划向左、向前、向右，最终回到身前。做这个动作时腰部实际上是做了一个先向左，然后向右的旋转，以抻拉带脉。

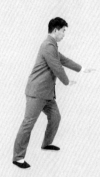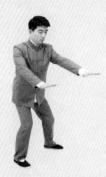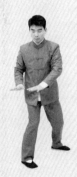

**7** 2 ~ 3 分钟之后，逆时针方向做同样动作。顺时针和逆时针每做 3 圈为一组。

**功效**

　　1. 这个动作通过腰部的旋转，活动带脉，做完一组后，腰腹位置会有累的感觉，数组后有酸胀感。

　　2. 该动作可改善腰部血液循环，利于气血的运行，对腰部减肥、塑形都会起到比较好的作用。一组做 5 分钟左右，每天做 3 次，坚持 1 个月，减肥效果更明显。

**第二种动作：推敲带脉**

**1** 推带脉法：以肚脐为中点向左右两侧推抚数次，再在后腰部用手掌来回推抚。推时用力适度，不要过轻或过重，手下有内脏推动感最好。

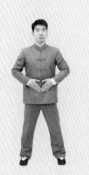 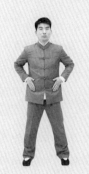 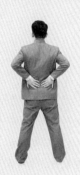

**2** 敲带脉法：自然站立，用手轻轻捶打自己的左右腰部100下以上即可。

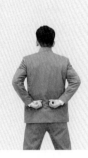

**功效**

1.推敲带脉的方法可以加快经络气血运行，对腰部冰凉、酸疼和痛经都有很大帮助。除有疏通血脉的效果以外，推带脉还可以强壮肾脏；敲带脉还可以增强肠道蠕动，这对于便秘的人有很好的通便效果。

2.上述动作有利于促进脂肪代谢，减少赘肉的产生，消除腰腹"游泳圈"，在保养带脉的同时，还有瘦身的效果。

奇经八脉最早散见于《黄帝内经》，集于《难经·二十七难》，书中提出："凡此八脉者，皆不拘于经，故曰奇经八脉也。"奇经八脉循别道奇行，虽不曾直属脏腑，亦不分表里，但却与十二正经，全身脏腑息息相关。带脉是人体奇经八脉之一，也是人体唯一横向走行的经脉。其不仅约束纵行的各条经脉，而且司职女性的带下。带脉一旦不佳，则腰部日显肥厚，苗条曲线不再，就会出现腰腹赘肉、小腹鼓胀等。因此，我们推荐通过抻拉带脉的方式，对内可以固精、强肾、滋阴、壮阳，对外可起到防病治病、健体强身、减肥塑身的效果。

## 知识链接

除了本节推荐的导引动作，日常生活中还有一些简单的小方法可以用来维护带脉健康，比如艾灸带脉。

艾灸是传统中医学的一种疗法，操作非常简单易行，就是用艾叶制成的灸条在皮肤表面的穴位熏烤，借助药物温热的刺激，通过经络的传导，起到温通气血、扶正祛邪的作用。以皮肤有温热而无灼痛感为标准，在带脉的位置熏10 ~ 20分钟。这个方法是一种较为传统而有效的中医疗法，比较适合辅助治疗多种妇科炎症、严重的痛经、月经不调、腰腹水肿等带脉严重受损的病症。

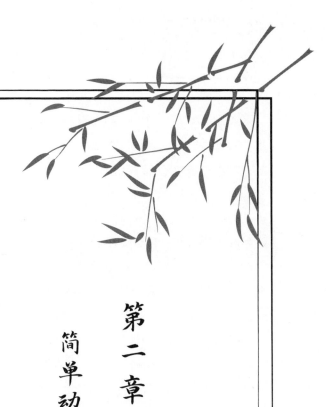

第二章

简单动作，缓解小病小痛

《黄帝内经》讲："夫百病之始生者，必起于燥湿、寒暑、风雨、阴阳、喜怒、饮食、居处。"每个人都有自己特定的生活习惯，而这些习惯中可能包含着不健康的作息、饮食习惯或者错误体位，导致身体会经常反复出现同一种问题，比如头晕、心慌、胀气、便秘、咽痛，抑或体虚乏力、失眠多梦等，这些看似都是小事，但时间久了就会很棘手，有一种招之即来但挥之不去的感觉。

　　小病小痛不可忽视。常言道"养病如养虎"，人的身体是一个复杂而有条理的综合系统，当表面出现小病小痛时，很可能是脏腑或筋骨、经络出现了隐藏病患。所谓积微致著，《黄帝内经》记载："故圣人自治于未有形也"，意思是聪明人在病患尚未显露时就加以防治。因此，缓解和治疗小病小痛，便是对大病大痛的"防患于未然"。

　　小病小痛可以巧治。人的身体有非常强大的自愈系统，对于常见的小病小痛，只要准确地究其病因，通过适当锻炼、保证睡眠、均衡饮食等方式，便可有效地缓解，甚至达到自愈的效果，从而进一步提高人体免疫力。

　　本章，我将为大家分享几种简单的导引动作来缓解一些常见的小病小痛。这些动作多以中医理论为基础，简单易学，而且只需几分钟便可达到调理病痛的效果，还大家健康体魄与舒适心情。

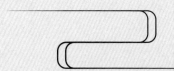

# 第一节　练呵字诀，缓解心慌

中医认为，心是"五脏六腑之大主"，《黄帝内经》把心誉为"君主之官"。心脏不仅能推动血液运行，同时还主管着精神活动。人们在平日里剧烈运动后，或者突发害怕、紧张等情绪时，往往会出现心慌的症状。这是因为生理或心理急剧变化使得心脏跳动失去固有规律，从而导致气血运行不畅，严重者在心慌时还会出现头晕、气短、精神倦怠等状况。

为了帮助大家在日常生活里保持精神饱满，减少心慌的发生，本节为大家推荐"六字诀"吐纳法中的呵字诀，辅以导引动作，重在通过呼吸导引心脏气机，补养心气，缓解心慌。

 **动作：巧用呵字诀**

**1** 两脚分开与肩同宽，头与颈保持正直，含胸拔背，松腰松胯，全身放松。口型为半张，舌顶下齿，舌面下压。

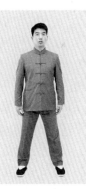

**2** 两手掌心向外，指尖朝向前下方，由胸部向下插至小腹前。

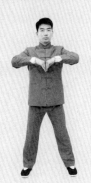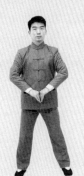

**3** 两膝微屈下蹲，目视两掌，同时两掌缓缓向两侧展开后翻掌，使两小指相靠，变为捧掌，约与肚脐相平。

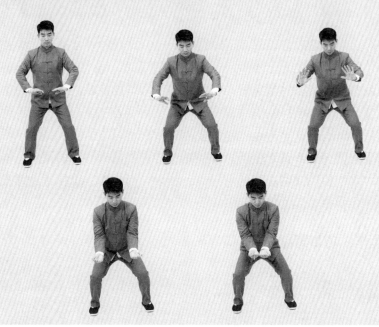

**4** 两膝缓缓伸直，同时屈肘，两掌捧至胸前，转成掌心向内，两中指约与下颌同高。

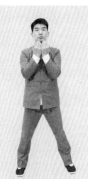

**5** 两肘外展约与肩同高，两掌随之翻转，掌指朝下，掌背相靠。

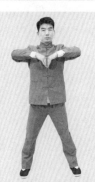

**6** 两掌缓缓下插，同时口吐"呵"字音。

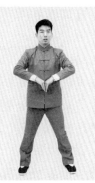

**7** 两掌下插至与肚脐相平时，两膝微屈下蹲，两掌缓缓向外撑开，至两臂成圆。然后两掌外旋，呈捧掌。

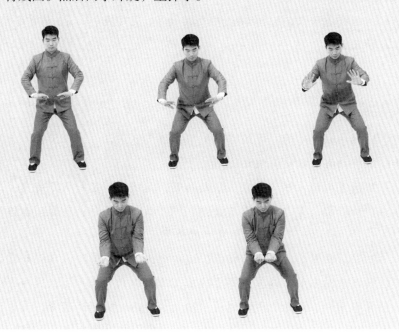

以上动作 6 次为一组，共做 3 ~ 6 组。

动作要领

### 1. 吐音口型

六字诀在锻炼中强调吐音准确，口型标准。因为读音影响口型，口型带动内外气息变化，最终影响体内脏腑气血和经络的运行状况。

### 2. 音调要平

"嘘、呵、呼、呬、吹、嘻"字音为"xū、hē、hū、sī、chuī、xī"，均为平音。吐音有高、平、低音之分，吐音的音调偏高，则易使人体内气上升，太过而升之有余，则易导致头疼头胀，心烦意乱，心神不宁；音调偏低，则易使体内之气下降，内气下降太过而致下陷，则易出现头晕、眼花等不适反应。因此，推荐使用平音。

### 3. 微微用意

初学者在呼吸时一定要注意微微用意，切不可意识过强，若用意过强易导致呼吸过于着力，而引起腹部鼓胀或收缩紧张，呼吸不协调引发身体不适。

### 4. 顺腹式呼吸

以顺腹式呼吸，先呼后吸，呼气时读字，同时提肛缩肾，体重移至足跟，蹬趾轻轻点地。

**功效**

1. 呵字诀对心悸、心绞痛、失眠、健忘、盗汗、口舌糜烂、舌强语塞等心经疾病有良好的调理效果。

2. 两掌内翻，掌背相靠，指尖向下，缓缓"下插"至肚脐前，以及两掌再内旋外翻，掌心向外，缓缓向前"外拨"等动作，可起到动作外导而引气内行，使心火下降，以温肾水的作用。

3. 屈肘收臂，两掌小指相靠，掌心向上呈"捧掌"，目视两掌心，两腿缓缓伸直时屈肘，两掌上捧至胸前，掌心向内"上翻"，这些导引动作可使肾水上升，以肾阴之水制约心阳之火。而心火下降温肾，与肾水上升制火，可以达到心肾相交、水火既济的效果，起到调理心肾功能的作用。

4. 肩、肘、腕、指各个关节柔和、连续地屈伸、旋转运动（如捧、翻、插、拔等），既锻炼了上肢关节的柔韧性以及功能的协调性，也有利于防治中老年人的上肢骨关节退化等。

## 第二节　巧按穴位，缓解胸闷

平日里，大家出现的呼吸不畅、费力，胸口压抑等感觉，都是胸闷的表现。一般来说，胸闷与心脏、肺的健康状况有着紧密联系。心主血，肺主气，心肺功能衰退或者失去调节都可能引起胸闷。

本节向大家推荐 2 个能够有效缓解胸闷的穴位：内关穴与膻中穴。

通过按摩刺激穴位，配合日常的身体锻炼，可以增强心肺功能，以便于减少日常胸闷发生的频率，缓解胸闷状况。

###  第一种动作：按摩内关穴

内关穴，位于手腕内侧，腕横纹上约三指（示指、中指、无名指）距离的中心处。内关穴对心率有双向调节作用，当大家因心率过快、过缓出现胸闷状况时，均可用拇指掐或按揉内关穴，左右交替，以感觉酸胀为佳。胸胁痛时用力按揉双侧内关穴配合局部推拿按摩，能迅速消除局部的疼痛。

**动作要领**

每次按揉内关穴的时间应该控制在 20 ～ 30 分钟，按揉的强度应考虑患者耐受度，以及胸闷的严重程度。

**功效**

当心率突然增至每分钟 120 次以上，患者自觉心悸、胸闷、眩晕、头昏眼花等，此时按摩内关穴，能平补平泻，对缓解心脏不适有显著效果，可使心律得稳，同时缓解胸闷。

###  第二种动作：按揉膻中穴

膻中穴，位于身前正中线上，两乳头连线的中点。背靠椅子或床头静坐，也可以仰卧，用一手拇指或中指指腹着力，定在膻中穴上，其余四指轻扶体表或握空拳。腕关节轻轻摆动或小幅度环旋转动，使着力部分带动该处的皮下组织做反复不间断、有节律、轻柔缓和的回旋揉动。

**功效**

1.膻中穴作为心包募穴（心包经经气聚集之处），是气会穴（宗气聚会之处），又是任脉、足太阴脾经、足少阴肾经、手太阳小肠经、手少阳三焦经的交会穴，能理气活血通络，宽胸理气，止咳平喘。

2.按揉膻中穴可通过调节神经功能，松弛平滑肌，扩张冠状动脉及消化道内腔径等，有效治疗各类"气"病，如哮喘、胸闷、心悸、心烦等。

胸口闷常常表现为呼吸不畅、呼吸费力等，这首先跟心情有很大的关系，如果经常郁闷、生气都可能会导致胸口闷，不过这种情况经过自身的调节可以减少。我们常说："好心情，带来好身体"，保持好心情也是提高免疫力的重要因素。除此之外，如果长期出现胸口闷的情况，也有可能是病理性的原因引起的，此时应尽快就医，切勿拖延，以免贻误治疗时间。

## 知识链接

内关穴属于手厥阴心包经，与手少阳三焦经的外关穴相对且相通，是手厥阴心包经之络穴、八脉交会穴之一，具有理气宽胸、和胃降浊、养心安神、醒神开窍的作用，临床应用广泛，实用性强，是临床常用的要穴之一，治疗疾病以胃、心胸和神志病为主。

本穴首见于《灵枢·经脉》。"内"指胸膈之内，前臂内侧；"关"，指关隘。本穴为八脉交会穴，通于阴维脉。阴维为病在脏，本穴擅治内脏疾病，故名"内关"，别名"阴维"。按摩内关穴，不仅可以帮助入眠、调节神经、舒缓压力、解除疲劳，还可以改善胸痛、心悸、盗汗、头晕目眩等。

按摩内关穴，可以用拇指指腹进行按揉，也可以用传统的按摩手法鹤嘴劲，拇指和示指相对，其他三指上翘；取穴时，拇指按内关穴，示指按外关穴，同时进行按揉效果更佳。

鹤嘴劲口诀如下。

### 鹤嘴劲

鹤嘴吞蛇又啄鱼，喙松颈活翅分离。

用时翘嘴相因果，反复圈儿八法宜。

凤眼龙睛变化随，阴阳背腹掌相推。

诸阳上取求头面，下点三阴又四池。

奇穴三阳邃里求，天城地廓任遨游。

凤池攒竹颊车走，带脉张弛一瞬收。

章门日月晦明中，八字昆仑鹤喙空。

谱籍梅花三弄曲，蛙鸣腹鼓叶商宫。

## 第三节　拍打呼吸，调节血糖

当今社会，由于环境、饮食习惯等因素，糖尿病的发生率越来越高，如何保持血糖的正常水平成了我们普遍关注的问题。中医认为，通过运动强健胰脏与肾脏是降糖的两大主要方向。前者直接关系到体内胰岛素的正常分泌，后者则能够调节体内水分，滋阴润燥，缓解因为糖尿病引起的口渴、多尿、肾功能下降等情况。

因此，本节针对现代常见的高血糖病症，向大家推荐两种幅度适中、较为和缓的运动方法，帮助大家强健胰脏、改善肾脏功能、缓解内热、提高免疫力，且不会有突然低血糖的危险。

**第一种动作：前后拍打**

自然站立，全身放松。右手从身体右侧划最大圈，从头顶绕过后，放在身前左上腹胰前区域，以半空掌形式拍打数次。

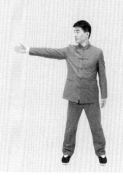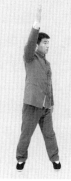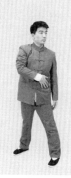

**功效**

　　1.双手分别划圆，可以抻拉胰脏周围经络、肌肉，确保其得到伸展放松，促进胰脏的血液循环。

　　2.空掌拍打胰腺，动作轻柔且有规律，可通过体外震动的方式激发胰脏活力。

 **第二种动作：口鼻呼吸**

**1** 自然站立，鼻吸气，微微仰头，目视前上方，用嘴把气慢慢"哈"出，头部跟着"哈"气，慢慢还原。

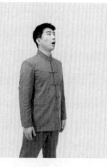

**2** 随着吸气，掌心向上，两臂上抬。然后配合"哈气"，翻掌，掌心向下按。

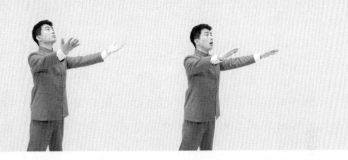

**3** 手掌搓热后，扶住腰肾位置。吸气时，小腹内收，身体向后仰，动作幅度越来越大，略停，使腰部、肩颈都得到抻拉。随着"哈气"，身体还原，想象自己把身体内的热气全部"哈"出去了。

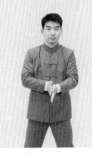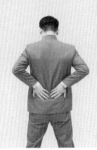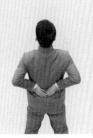

**功效**

1. 用鼻子缓缓吸气，用口把吸进去的气"哈"出来，再配合一定的动作把体内的热气散出去，有利于降低血糖。

2. 双掌温热，手扶腰肾，可以在"哈气"运动时抻拉肾经，同时温养肾脏。

众所周知，糖尿病本身不可怕，而其并发症却更容易危害身体健康，所以我们在降低血糖的时候，一定要注重体质锻炼，提高身体免疫力。运动养生贵在坚持，重在适度，量力而行，循序渐进，持之以恒。以运动后微微出汗，稍感肌肉酸痛，休息后肌肉酸痛消失，饮食睡眠良好，身心舒畅，有运动欲望为宜。俗话说："管住嘴，迈开腿。"只要我们将心态放平，正视血糖问题，积极配合降糖饮食与锻炼，糖尿病几乎不会影响到我们正常的生活。

### 知识链接

呼吸是人体与外界环境进行气体和能量交换的方式，对生命而言是至关重要的，它看似简单却又无比复杂。无论在中医还是西医看来，呼吸都不只是一个简单的动作，而是牵涉并影响了全身各个部分、组织器官的复杂功能。人与人的呼吸状态，甚至一个人在不同时刻的呼吸状态都不尽相同。一个人在一段特定时间里的呼吸状态，很大程度上反映了其当时的身体、情绪情况。可以说，通过调整一个人的呼吸也可以调整其身体和情绪状态。

## 第四节　旋腰抬腿，调节血脂

随着人们生活压力的增大，生活不规律、暴饮暴食及缺乏锻炼等问题逐渐暴露出来，高脂血症（俗称"高血脂"）的发病率逐年攀升。高脂血症在中国古代被称为膏人。患有此种病症者，脂膏多集中于腹部，内脏脂肪偏高，表现为身小腹大，现称"腹型肥胖"。传统医学治疗此病除了中医药物、针灸及推拿疗法外，导引也发挥了极大作用。

本节针对高脂血症，通过导引"旋腰式""高抬腿"两种方法来控制血脂。不同于现代运动，如跑步、跳操等，旋腰法将运动与气息相结合，简便易施且有很好的效果，更适用于在中老年人中推广。

**第一种动作：旋腰式**

**1** 左脚开立，与肩同宽，两臂侧起，这样
可增大旋腰的幅度。

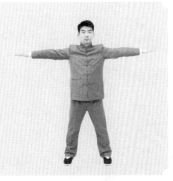

**2** 向左旋90度（可以继续旋转的话也可加
大幅度），从腰椎开始继续旋转至胸椎、
颈椎。

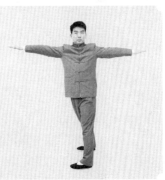

**3** 左手放在腰部，右手放在左肩，目视左
后方，这个时候腰部的肌肉得到抻拉，
是完全绷紧的，持续几秒后再把手打开，
转正。

**4** 右侧动作同左侧，只是方向相反。左右
旋转动作可重复3～5次。长期坚持旋腰，
对腹型肥胖者有较好的降脂减肥效果。

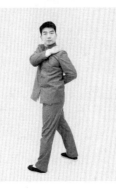

　　肥胖人群多痰湿，饭后缺乏运动（如久坐），痰湿易聚于腰腹部位，故
腹部是血脂容易堆积的地方。腰部神经丰富，是脏腑腧穴的反应部位，降脂
保健操的重点就是围绕腰腹来进行锻炼。

**第二种动作：高抬腿**

**1** 自然站立，全身放松，双手掐腰，双肩打开。

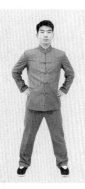

**2** 以膝盖为引导，高抬腿，大腿抬至与地面平行，以韧带有抻拉感为佳。双腿各做 50 次为一组。

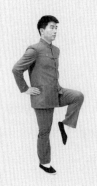 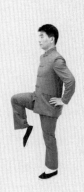

**功效**

　　1. 通过高抬腿可以迅速消耗腹部脂肪，是降血脂非常有效的动作。

　　2. 通过高抬腿抻拉腿部经脉，可促进血液循环，有利于预防因血脂偏高带来的下肢无力等问题。

　　《黄帝内经·八正神明论》中记载："故养神者，必知形之肥瘦"，意思是养生必须注意形体的肥瘦，维持体脂健康水平。导引养生最讲内外兼修，形神并练，本节两种导引动作，均注重腹部脂肪的消耗，对降血脂有着非常

常练导引术，提高免疫力

好的效果。此外，针对高血脂，除了坚持做保健操之外，在平时的生活中还要注意自己的饮食和生活习惯，切忌过于劳累。

### 知识链接

中医经常讲到血瘀，即血液运行不畅，瘀结于某处。血瘀常见的症状如下。

1.疼痛，如针刺、刀割样疼痛，痛有定处而拒按，按之疼痛加重，常在夜间加剧。

2.肿块，在体表者，色呈青紫；在腹内者，坚硬，按之不移，又称之为积。

3.出血反复不止，色泽紫暗，或大便色黑如柏油。

4.面色黧黑，肌肤甲错，口唇、爪甲紫暗，或皮下紫斑，或肌肤微小血脉丝状如缕，或腹部青筋外露，或下肢青筋胀痛。

5.妇女常见月经不调。

高血脂其实是导致血瘀的重要原因之一。长期血脂高，脂质在血管内皮沉积所引起的动脉粥样硬化，会引起各个部位血管的病变。动脉粥样硬化的发生和发展又是一种缓慢渐进的过程，前期很多患者没什么症状，通过血液生化检查才发现，因此，我们更应时刻重视血脂的调节。

## 第五节 传统气功，缓解便秘

通常情况下，一周大便次数少于 3 次，且排便困难，粪便干结，则被视为有"便秘"。对于普通成年人而言，便秘的原因有很多，如进食量少或食物缺乏纤维素或水分不足，对结肠运动的刺激减少；因为工作紧张，精神压力大，结肠运动功能紊乱，等等。而对于老年人而言，体质衰弱、活动量少、肠痉挛致排便困难是其便秘的主要原因。

本节向大家推荐两套导引动作，均以调息理气的原理强健肠胃，有助于消化，促进顺畅排便。

**第一种动作：蛤蟆功**

**1** 自然站立，两脚略宽于肩，双手虎口交叉
放于腹部，并将注意力集中于腹部，随着
呼吸来体会一下腹部的运动。

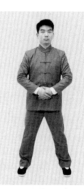

**2** 采用逆腹式呼吸，缓缓地吸气（吸气时收腹），吸满吸足，吸到极限
（肚子是"干瘪"状态）略停，再缓缓地呼气，呼到底（腹部鼓起）。

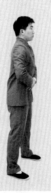 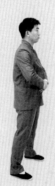

**3** 呼吸熟练后，两臂侧起，然后向斜上伸展，
身体好像一棵不断生长的大树，向上、
向远伸。

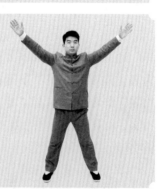

**4** 随着呼气，身体下落，下蹲，手轻轻地按在地上，手指向前。抬头，睁大眼睛，心中想象青蛙的模样，掌握好姿势要领之后，就地跳几次，做完这个动作就会感觉全身上下很轻松。

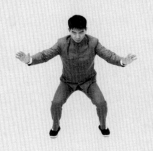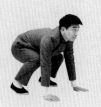

　　1. 逆腹式呼吸能够打开胸腔，宣发肺气，又能通过向下挤压，让气沉下来，有利于缓解便秘。

　　2. 蛙跳动作，一次可以做大概 3 ~ 5 遍，每天做 2 次，可以早上一次，晚上再一次，这样特别有利于让"便"轻松排出。

## 第二种动作：叫化功

**1** 人背靠着墙或者门板上，脚离其大概 15 厘米，如果是初学者可以离得更远一点，然后慢慢下滑。

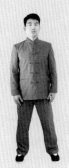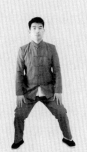

**2** 两手抚按在膝关节上，然后膝关节向前顶，两肩也同时离开墙面，只是后脑勺贴着墙，使人身体前面得到充分抻拉，同时吸气发"嘶"字音。

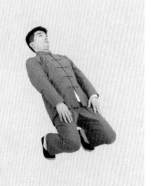

**3** 保持两三秒膝关节向前顶的动作，呼气发"嘿"，同时膝关节回收，恢复下蹲靠墙的姿势。重复以上动作，做到身体微微出汗、两腿有一点酸酸的感觉后深吸一口气，站起，一日2次即可。

**功效**

"叫化功"是通过增加气的运行来起治疗作用的，如整体动作趋势是向下的，腑气以通为用，胃气是向下的，如果增强向下的胃气运行，大便自然就通畅了。

兹录口诀如下。

**叫化功**

叫化助运丐帮功，
下蹲靠墙头支撑，
平冲降逆止反酸，
一嘶一嘿气机通。

便秘一直都是常见病，在中国古代，或许由于战争饥荒，广大群众在饥寒交迫中会出现便秘，也有富裕人家，因饮食过于精致，常处于胃热过甚、脾阴不足的便秘困扰中。在练习本节两种动作的过程中，大家一定要注意呼吸的方法，在整体动作向下的同时呼吸也是向下的，五脏六腑气息通畅，调动整个消化道，能加强机体排浊升清之力，有利于大便的排出。

从西医角度看，胃肠活动加强、食欲增加，膈肌、腹肌、肛门肌得到锻炼可以提高排便动力，预防便秘。

良好的饮食习惯对便秘防治有很大的帮助，尽可能做到饮食有节、种类多样，提倡多吃粗粮，多饮汤、羹，平时要注意多喝水，以濡润肠腑，促进排便。便秘的食疗特点在于立足整体，以食代药，食药结合，辨证施食。根据不同体质的便秘，进行食疗药膳的服用，可以辅助改善便秘的症状。如阳虚便秘选用苁蓉羊肉汤，肉苁蓉 10 克，羊肉 100 克。肉苁蓉用纱布包好后与羊肉、大葱一起炖，快熟时加盐等调味品。早晚服用，可以温阳通便，每日早晚各 1 次。血虚便秘用黑芝麻粉 30 克、大米 30 克，大米煮粥，粥成调入芝麻粉，早晚食用。热秘可选生军茶，取生大黄（别名生军）4 克，以沸水冲泡 5 分钟，加适量白糖调味，代茶频饮，每天 1～2 次。阴虚便秘可用桑椹、地黄蜜膏，取桑椹 500 克、生地黄 200 克，水煎 2 次，合并煎液，再以小火煎熬浓缩至较黏稠时，加蜂蜜 1 勺，至沸停火，待冷装瓶备用，每次 1 汤匙，沸水冲化服，每天 2 次。对于便秘的读者，建议运动、食养、药物治疗相结合，方能取得好的效果。

## 第六节　动静锻炼，缓解失眠

《黄帝内经》将失眠称之为"目不瞑""不得眠""不得卧"，为各种原因导致的睡眠障碍性疾病。当今社会，随着生活节奏的加快，人们精神压力日益增大，失眠已成为困扰很多人的一种病症。

目前，失眠的中医治疗，因其辨证治疗、疗效稳定、不良反应少等特点，成为治疗失眠症的重要方法之一。尤其是物理运动健身疗法，通过吐纳、养生操等，放松身体肌肉，调节脏腑功能，协助睡眠，深受大家的喜爱。本节向大家推荐两种导引动作，通过中医养生法来缓解失眠，特别是针对心肾不交导致的失眠最为有效。

**第一种动作：摇头摆尾**

**1** 右脚向右打开，双手向上托，转掌向上，
力在掌根，双臂举至头顶。
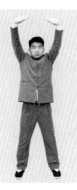

**2** 两臂向身体两侧划
弧，双掌置于两侧
大腿上侧，屈膝蹲
成马步。
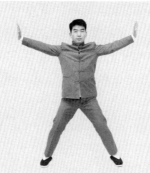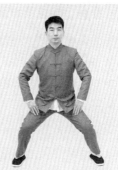

**3** 身体先向右侧倾斜，臀部向左用力，随之身体向前俯身弯腰，向左旋转
划圈，然后起身恢复马步。注意：身体在摆动的同时要摇头，臀部要有
意识向上身倾斜的反方向用力。

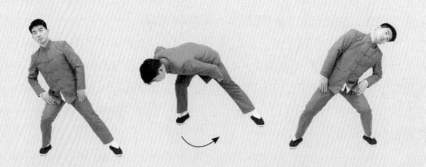

**4** 身体向左侧倾斜，从左向右划弧，动作如右侧，只是方向相反。

常练导引术，
提高免疫力

1. 此动作主要通过对脊柱大幅度侧屈、环转及回旋，牵动行经头颈、腰腹、臀部、腿部等处的督脉、肾经和膀胱经等，使肾水上行，增强肾阴对人体各脏腑滋养和濡润的作用。

2. 加上摇头可刺激颈部大椎穴（位于第七颈椎棘突下），大椎穴是督脉和手三阳经、足三阳经的交会穴。也就是说，刺激大椎穴，可以刺激全身几乎所有阳经，起到提升阳气、疏泻心热、静心安神的作用。

## 第二种动作：睡功

练功的时间依照平常的习惯，夜晚睡前或在午睡小憩时皆可。

**1** 侧卧练习，如向右侧，则先把右手的拇指，安置在右耳耳垂后面的凹陷处，示指和中指贴着右侧的太阳穴，无名指贴着祖窍（两眉中心），小指则贴着山根。右掌的虎口接触右脸的颧骨边沿，右肘则屈肱傍着右侧的胸肋，附枕而眠。

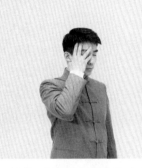

**2** 头部右侧安置平正，寄托枕上。右腿在下，屈膝蜷股，犹如弓形。其屈曲程度，以舒适为标准。左手掌心，贴在左股环跳穴（在股骨头与胯骨连接处，能转动的地方）上。肘关节微屈，肘

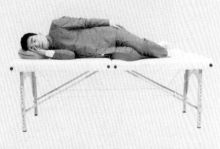

臂附着左侧胁肋。左腿微屈，叠在右腿的上面，同时把右腿的跗阳穴（足胫腕部、脚背上），钩贴着左腿的委中穴（在膝后面，腘中的横纹中央）；或者钩贴着左腿小腿肚的承山穴（在小腿肚肌肉隆起下端的尽处）和小腿肚外侧的悬钟穴（外踝上约三四寸处，古人云：浮骨如筹，尽头尖处是穴）；或者钩着左足的脚后跟，皆可随意。全身放松，平心静气，愉快侧卧，呼吸如常。

睡卧姿势做好之后，把念头集中，寄托在耳根上，侧耳细听呼吸的声音，念头随着呼吸的声音一进一出与它结合在一起；同时头颈随着呼吸的声音，一吐一纳，配合着微微地一伸一缩，以略有一丝丝动意为度，不可太过。这种功夫名叫"听息"。如果要想翻身，则由右翻左，按照右卧的练法。各动作只是"左"变"右"，若起初是左侧卧，翻转时则向右侧卧，按右卧的练法练习即可。

**功效**

1. 睡功配合逆腹式呼吸的方法，有助于体内气息在胸中交汇融合，促进新陈代谢，有利于心肾功能的调节，静神安眠，保健益寿。

2. 练睡功很容易入睡安眠。如果因练功而有睡意，则应顺应自然，就练功姿势睡去，不必勉强继续练功。

常言道："晚上睡不好，白天醒不了。"人一旦失眠，精神状态会受到直接影响，免疫力自然也会直线下降。此时，通过药物安眠往往是治标不治本，还是应该由内而外，从心理上让精神放松，从经脉上疏通气血，从脏腑上调理健康。通过练习本节推荐的导引动作，相信可以帮助大家摆脱失眠，睡得香甜。

**知识链接**

**1. 失眠的日常调理**

养成良好的生活习惯，如按时睡觉，不经常熬夜，睡前不饮浓茶、咖啡和抽烟等，保持心情愉快及加强锻炼等对失眠的防治有重要作用。

病因属心神病变，尤应注意精神调摄，做到喜恶有节，解除忧思焦虑，保持精神舒畅，养成良好的生活习惯，劳逸结合并改善睡眠环境等。对于提高治疗失眠的效果，改善体质及提高工作、学习效率，也有促进作用。

**2. 腹式呼吸**

研究表明，婴幼儿和成年男性以腹式呼吸为主，女性则以胸式呼吸为主。中医理论认为，肺主气，司呼吸。但呼吸和其他脏腑也有密切关系。"呼出心与肺，吸入肾与肝。呼吸之间，脾受谷气也，其脉在中"，此句阐述了呼吸和脏腑的密切关系。

很多人的呼吸比较短促，往往在吸入的空气尚未布满整个胸腔时，就匆匆地把气呼出去了，这样不能充分吸收空气中的氧气。经常在办公室工作的人，由于坐姿的限制，通常是浅短、急促的呼吸，每次的换气量非常小，造成在正常的呼吸频率下依然通气不足，使得体内的二氧化碳累积。加上长时间用脑，机体耗氧量很大，容易造成脑部缺氧，甚至出现头晕、乏力、嗜睡等症状。而这些症状，可以通过呼吸调节来改善。

常见的呼吸方式有两种：胸式呼吸和腹式呼吸。平时大多数人都采用胸式呼吸，也就是以肋骨和胸骨活动为主，吸气时胸廓前后、左右径增大。由于呼吸时，空气直接进入肺部，所以胸腔会因此而扩大，而腹部却一直保持着平坦的状态。

腹式呼吸是以膈肌运动为主，吸气时胸廓的上下径增大。正常的胸式呼吸一次为 10 ~ 15 秒。腹式呼吸时，横膈肌会下降，腹压增加，感觉好像是空气直接进入腹部，这时若把手放在肚脐上，会感觉手会随着呼吸上下起浮。

腹式呼吸又可分为顺腹式呼吸和逆腹式呼吸两种。顺腹式呼吸即吸气时轻轻扩张腹肌，在感觉舒服的前提下，尽量吸得越深越好；呼气时再将肌肉放松。逆腹式呼吸与顺腹式呼吸相反，即吸气时轻轻收缩腹肌，呼气时再将它放松。

中医理论认为，人体的真气是由人体肺脏吸入的氧气、脾胃生化的水谷精微之气、肾脏先天的精气三者汇集而成，藏于腰肾，布于全身，是呼吸运动之根源。

真气产生的地方就在小腹，所以小腹又被称为"呼吸之门""生气之海""十二经脉之根"，所谓的"丹田"就是在这里了。逆腹式呼吸能增强人体的真气，还能加强肾脏的气化和固摄功能。人的肾脏居于小腹，中医上称为"先天之本"，有藏精、主水、主骨生髓、主纳气的生理功能，人体腰部第二、第三腰椎间的命门穴是肾脏先天之气蕴藏的地方。因肾脏开窍于二阴（尿道及肛门），所以肾脏先天之气对人体二阴有固摄作用。

六字诀的逆腹式呼吸法，能增强肾脏的气化功能及对肛门的固摄作用，有利于痔疮的预防和康复。

腹式呼吸，特别是逆腹式呼吸能保持呼吸道通畅，增加肺活量，有效地增加身体的氧气供给，使血液得到净化，肺部组织也能更加强壮，从而可以有效地减少呼吸系统疾病的发生，并可以用于辅助治疗哮喘、过敏性鼻炎、气管炎、支气管炎等肺部疾病。

## 第七节 强健腰肾，缓解体寒

生活中，一些人时常手脚冰凉，面色暗淡，容易疲劳，关节酸软，女性还会有痛经等，这些都是轻度体寒的症状。中医认为，大部分体寒都是"虚寒"，即体质虚弱且偏寒。而人体热量多来自于血液循环及肌肉运动。所以人体虚寒，通常是由脏腑虚弱、气血不顺，或者缺乏运动、体质衰弱导致。

本节介绍四个简单易学的锻炼动作：搓腰眼、转腰胯、大字庄、大步走，希望能够帮助大家强身健体，告别体寒。

 **第一种动作：搓腰眼**

*1* 两脚开立，与肩同宽。双手叉腰，拇指在后，四指在前，虎口顶住腰侧部。此时拇指向下按，按到的凹陷处就是腰眼。

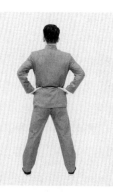

*2* 搓热手掌，捂住腰眼部位，用一定的力度向下按，上下搓动，搓到以腰部发热为度，感受热量缓缓向内传达。

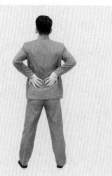

**第二种动作：转腰胯**

自然站立，两脚开步，与肩同宽。双手叉腰，拇指在后，用力按住腰，然后向左、向后、向右、向前做环绕动作。环绕时大拇指一直用力，使腰部肌肉得到放松，向左转3圈后，反方向再转3圈。

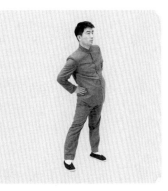

 **第三种动作：大字庄**

**1** 自然站立，两腿开步，与肩同宽，两臂张开呈"大"字，保持头向上提，手向远伸，脚向下踩。

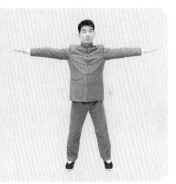

**2** 重心移到右脚，左脚跟微微抬起，脚尖点地后向左前上步，注意着地时先脚跟后脚尖。

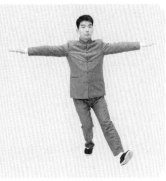

**3** 身体微微右旋，头向左转，目视手指方向。

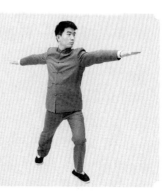

**4** 右脚上步、旋腰，头向右转，目视手指方向。

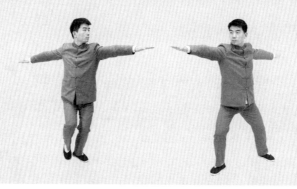

第四种动作：大步走

**1** 选择开阔空间，自然站立，手掌心向下，手指向前，手臂外撑。

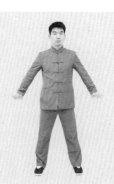

常练导引术，
提高免疫力

**2** 大步向前走，步子尽量大，行走的同时
以手臂带动腰部左右转动。

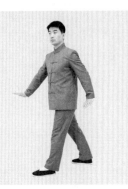

### 功效

1. 俗话说："万物生长靠太阳，阳气不足易生寒。"太阳给大自然提供生机，而身体的阳气则给生命提供能量和动力。本节四种动作均以活动腰部，强腰补肾为主，肾为阳气之本，肾中阳气充足则人体温暖，通过搓腰眼可温暖局部，从而通过温肾来温暖全身。

2. 腰为肾之府，转腰胯也可以温肾补阳，驱寒暖身；大字庄和大步走都能起到调动气血、通经活络的作用，从而加快血液流动，提高基础代谢率。

简而言之，体寒本身就是免疫力低下的表现，它是由于体质差和长期不良的生活习惯交错而引起的症状，所以除了本节推荐的四种导引动作之外，我们可以通过食补来改善，例如，姜、羊肉等温热食物都可以有效改善体寒，坚持每日泡脚也对治疗体寒有一定的作用。切记，要想彻底治疗体寒，需要一段较长的时间，长久坚持健康的生活习惯，才能有效地防治体寒。

### 知识链接

大字庄是峨眉十二庄的一个庄法，是运用"精神内守"的方法，使全身的气脉内敛，心神安静，可使人体手足三阴和三阳的气脉相对平衡，达到调节心灵，祛病延年的作用。如果按传统练习方法，需要挂铜钱，配字诀。传统练习方法在此不做阐述，现将口诀摘录如下。

## 大字庄口诀

天大本一字，一奇又一偶，

一阴配一阳，天动大则守。

大诀全用静，不变应万有。

式如天字样，平肩开双手，

开手即开脉，膻中升气走。

布气始玉堂，左右分臂肘，

中脉极指尖，通臂任流走。

两掌挂青钱，铁马叮当吼。

平胸肘移前，开合左右手，

两掌下降时，平肩裆收口。

同时呼嘿字，丹田气壮鼓。

闭目观天目，微仰项和首。

往复如是行，天字斯别剖，

外用降魔敌，小诀同攻守。

一反复一正，降龙又伏虎。

## 第八节　养护颈椎，缓解头晕

生活中大家常会遇到这样几种情况：早上醒来，起床太快就会头晕；蹲下捡东西，一起身就会感觉头晕；有人在身后打招呼，回头太快也容易头晕……轻者眼冒金星，严重者甚至可能当场摔倒。引起头晕的原因有很多，其中最常见的是高血压和颈椎问题。

本节分别针对高血压和颈椎问题，各介绍一种导引动作，大家可以根据自己头晕的具体原因有针对性地练习，也可以相互辅助练习，锻炼颈椎，稳定血压，缓解日常头晕。

**第一种动作：六指揉颈**

**1** 自然端坐，双手伸出，拇指与小指内屈，拇指按住小指，其余三指伸直，按在后脑与颈椎连接处，指尖相对。

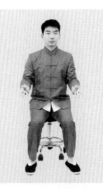

**2** 六指指肚用力按压，然后以向外旋转的方式按揉颈椎。

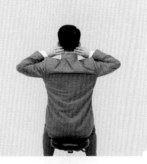

**3** 手指一边按揉一边向下移动，按揉至颈肩处后，双手握拳，做 3 次扩胸运动。然后双手再次变回"三指"状态，重复按压，按揉颈椎，10 次为一组。

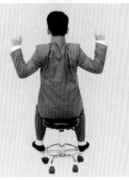

**功效**

1.头晕最常见的原因是大脑缺氧或供血不足，此动作可以舒缓位于后颈、向头部供血的动脉，让供血更加通畅，缓解头晕。

2.这一动作可以有效缓解肩颈疲劳，肩颈舒缓了头晕症状也可以减轻，同时扩胸运动能增强呼吸，协助大脑供氧，也可以在一定程度上缓解头晕。

**第二种动作：旋颈养生操**

**1** 自然站直，双脚开立，与肩同宽。双手叉腰，
头正颈直，注意力集中在鼻尖。

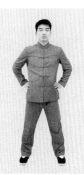

**2** 头向左转至极限，停顿3秒。头转正后
再停留3秒。

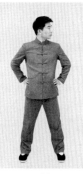

**3** 向右转至极限，停顿3秒。头再转正停
留3秒。双向各做10次为一组。注意转
头速度要慢，幅度要大，体会做动作时
颈椎是否有阻碍。

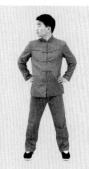

**4** 为了增强效果，还可用同侧手掌轻托下
颏，给头部转动增加一定阻力，这样锻
炼的效果更好。

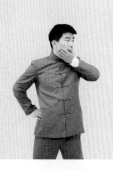

**功效**

1. 颈椎是人体的交通要道，与头部供血密切相关；旋颈养生操能调节体内阴阳平衡，强健颈部骨骼、肌肉，疏通经脉，从而缓解头痛。

2. 旋颈养生操源于中医学的经典著作《诸病源候论》。书中介绍，出现眩晕症状时，可采用"捉下颏"的方式进行人体自我调节，这个方法虽然简单，但对颈椎不适而引起的头晕有很好的缓解作用。

关于平日里经常遇到的头晕症状，现代医学认为有以下几个原因：其一，颈椎间盘突出，压迫神经；其二，椎动脉狭窄，脑供血不足；其三，耳前庭功能障碍等。本节推荐两种导引动作，大家勤加练习，从内可以疏肝理气，帮助血压保持平稳；从外可以锻炼颈部的肌肉，舒缓颈部肌肉紧张。对于患有高血压，或者因长期伏案、低头导致颈椎疾病的人群有很强的辅助治疗作用，可有效缓解头晕。

**知识链接**

中医养生理论中，颈在前而属阴，项在后而属阳。颈项锻炼，不仅有利于头颈部的气血畅通，同时还有调和阴阳气脉的作用，故为养生、导引、推拿的重要部位。头为诸阳之会，是人身体阳气最旺盛、集中的部位。人体十二经络和奇经八脉都会聚于头部，有几十个重要穴位，而且许多疾病都是从头部开始出现症状。在生活节奏快速、工作压力大的现代社会，头痛、头晕、偏头痛、脱发、健忘等往往是最容易发生的，因此，头部和颈部的运动锻炼是非常重要且必要的！

## 第九节　健腿暖膝，缓解老寒腿

很多中老年朋友，每到阴天下雨，或者天气转凉的时候就会出现腿部疼痛，而且反复发作，经久不愈。如果同时还伴有腿部酸痛、麻木、怕凉等情况，很可能就是我们常说的"老寒腿"。

老寒腿在现代医学中叫作"膝关节退行性关节炎""骨关节炎"或"膝关节骨关节病"。而中医则认为，老者年迈体衰，活动量少，气血瘀阻而使腿部失于濡养，容易形成老寒腿。腿部时常酸麻疼痛，这在中医上叫作"痹症"。因此需要适当的运动和锻炼来预防和缓解。

本节向大家推荐四种导引动作，从膝盖、小腿到足部依次参与运动，为老寒腿"暖热升温"，缓解疼痛。

 ## 第一种动作：搓手暖膝

*1* 端坐，两手掌心相对，用最快的速度把双手互相搓热，然后迅速放置于两侧膝盖，通过膝关节将双手热度传至体内。

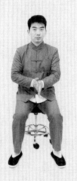 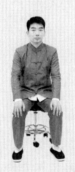

*2* 感觉膝盖温暖后，手不要离开膝盖。慢慢抬腿，伸展腿脚，活动两侧膝盖。

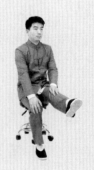

**第二种动作：旋转膝盖**

**1** 自然站立，双腿并拢。弯腰，两手置于双侧膝关节上。

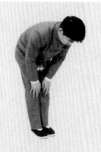

**2** 两腿屈曲，让膝关节向内靠拢，顺时针旋转膝盖5圈。做完后手扶膝盖不要离开，下蹲1次，然后起身。

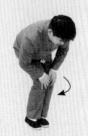

**3** 逆时针旋转膝盖5圈，下蹲1次，起身还原。

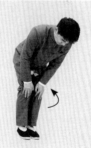

**第三种动作：以脚拍腿**

单腿站立，用另一只脚的脚面轻轻拍打站立小腿的腿肚子。10下为一组（如完不成10下，以最多数量为一组），做完后换脚敲打另一侧小腿肚。随着动作的熟练，可以增多拍打的次数。单脚能站的时间延长，也是腿部强健的一种表现。

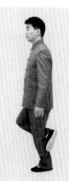

### 第四种动作：勾点脚尖

端坐，左脚向前迈出一脚距离，脚尖用力向上勾起，然后再向下点。收回左脚，换右脚重复前面的动作。注意：上勾时以小腿后侧紧绷、酸胀为宜。

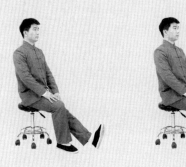

**功效**

1. 全组动作从膝盖至脚尖，使小腿部的气血得到充分循环，有效缓解老寒腿的症状。

2. 在运动的过程中，膝关节周围的肌肉也得到了充分抻拉，进一步增强了锻炼效果。

中医认为，"老寒腿"的主要问题是"寒"，寒则气血不行，气血阻滞于体内，瘀积之后就会引起疼痛，这在中医里叫作"不通则痛"，故需"以暖解之"。"老寒腿"是一种"寒病"，"寒从脚起"是自古以来的说法。人的经络多集中在腿部，而且是从双腿开始。如果平时不注意保暖，寒气由脚而入，到达关节等部位，时间久了得不到排泄，往往就会出现疼痛感，一到冬季疼痛会更明显。现在很多年轻人在冬季对腿脚不加以保暖，腿部衣服穿得少，有人下雪天还穿短裤，将踝关节暴露在寒风中，这些行为其实都是日后"老寒腿"的主要诱因。此外，"老寒腿"的诱因除了"寒"，还与"湿""风"等邪气有关。

本节介绍的四种导引动作是中医运动养生的体现，可以起到带动腿脚血液循环的效果，让累积在关节部位的风、寒、湿等得到更快代谢。需要注意的是，如果您体重过重，需要先减重，以免在运动过程中关节承受过大的压力，加重"老寒腿"的症状。

在锻炼过程中，大家要努力做到意、息、行的和谐统一，并注重适量、坚持的运动原则，以更好地激发身体驱寒温养、生发阳气的功能。并可在此节运动基础上，进一步学习传统的中医养生法，如八段锦、五禽戏等，以达到更强的养生保健功效。

## 养生智慧：阳气的重要性

中医经常强调阳气的重要性，提倡"动而生阳"。正如《类经附翼》中云："天之大宝只此一丸红日，人之大宝只此一息真阳。"日行而天下暖，人动则真阳生，人体阳气旺盛则气血畅通、阴阳平衡、脏腑经络调和，诸症皆消，同时运动还可调畅人体周身阳气，促进气血运行，从而通达全身气血经络。若机体阳气虚弱，其温化、推动、兴奋功能必然减退，加之推动乏力，血行减缓，久之可继发气滞、痰凝、血瘀等。

神藏于脏腑，实则阳气为其变化的基础。神即身体的整体驱动，统属身体一切行为和状态，神随着自然界阴阳消长的变化而会产生不同的表现。神与阳气的变动、充盛、衰减等特征相协调，故可言："神是人体阳气充盛的体现，而神寓于气，气以化神，气盛则神旺，气衰则神病。"《黄帝内经·生气通天论》云："阳气者，精则养神，柔则养筋。"由此可知，神以阳气为根，又是阳气之见于外的生命征象，有阳气乃有神，阳郁、阳衰皆为病态。故曰"阳气者，精则养神""阳来则生，阳去则死"。

# 第三章

脏腑保养，养足一身正气

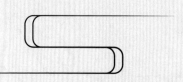

　　人体是以脏腑为中心的整体，人体的各个部分，无论是在结构上、功能上、还是生理、病理上都是不可分割且相互联系的，是相互影响的有机整体。而五脏则是人体生命活动的核心，六腑和身体其他各个部分，以及各种精神情志都分别归属于五脏。所以养生的核心是脏腑养护，而脏腑养护的核心是五脏保养。

　　本章将带领大家了解五脏的功能，认识脏腑与人体内外各方面之间的联系，并通过练习导引，对五脏进行锻炼，从而起到脏腑保养的作用。由内而外，让大家精神焕发、正气充足。

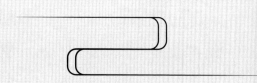

## 第一节　展翅飞翔，增强心气

《黄帝内经》中写道："心者，君主之官也，神明出焉。"心脏于人体的重要性是不言而喻的，中医将心奉为"君主之官"，其意为心脏统领身体各个器官，心脏健康有力，则各个器官安稳运作；心脏若气血两亏，其他器官也会岌岌可危。因此，改善心脏功能也能增强全身各个脏腑器官的功能。五脏与五行的对应关系见表1。

表1　五脏与五行的对应关系

| 表里关系 | | 五行 | 形体 | 五华 | 官窍 | 五志 | 五液 |
| 五脏 | 六腑 | | | | | | |
| --- | --- | --- | --- | --- | --- | --- | --- |
| 肝 | 胆 | 木 | 筋 | 面 | 目 | 怒 | 泪 |
| 心 | 小肠 | 火 | 脉 | 毛 | 舌 | 喜 | 汗 |
| 脾 | 胃 | 土 | 肉、四肢 | 唇 | 口 | 思 | 涎 |
| 肺 | 大肠 | 金 | 皮 | 爪 | 鼻 | 悲 | 涕 |
| 肾 | 膀胱 | 水 | 骨、齿 | 发 | 耳、二阴 | 恐 | 唾 |

注：三焦，属六腑之一，总体调控其他脏腑，主要功能是运行元气、水谷及水液。

本节基于《诸病源候论》中导引术、呼吸吐纳与存想的方法和理念，为大家推荐一组简单有效的导引动作，可以帮助大家静心凝气，滋润身心，养心调息。同时，本节的导引动作也可以为本章其他脏腑的养护打下一个良好的基础，让大家以一个更好的心情锻炼身体，提高身体免疫力。

###  导引动作：展翅飞翔

**1** 自然站立，左脚开步，与肩同宽。两臂侧起，与肩平齐。

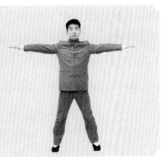

**2** 两臂向前环抱，左手在外，右手在内相叠，同时左脚向左前迈出半步，左脚尖着地。

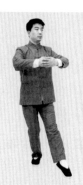

**3** 手掌转动，掌心向下，下按至腹前，同时脚跟着地。

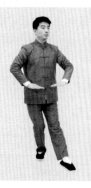

**4** 两臂由体侧上提后，双掌坐腕下按，双臂向下伸直，五指张开。同时身体前倾，重心移向左腿，右腿伸直，脚尖点地。

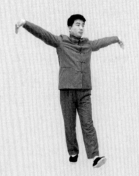
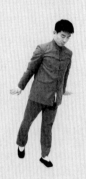

**5** 身体重心后移，两臂侧起；重心再前移，两手下按。

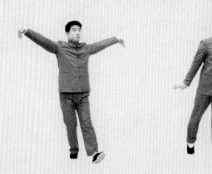

**6** 两臂侧平举，身体转正，左脚收回，两
臂还原下落。
**7** 右侧动作与左侧相同，只是方向相反。

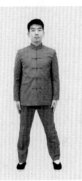

**动作要领**

1. 双脚分别向前迈步时，一定要注意先脚尖着地，然后跟随身体动作再转为脚跟，否则整体气息容易不协调，减弱锻炼效果。

2. 此组动作中以"身体重心后移，两臂侧起；重心再前移，两手下按"最难，身体移动方向与重心方向相反，可先不加手上动作，单独练习，熟练后再融于整体动作中。

**功效**

本节导引动作参考了《诸病源候论》中的仿生思想，重点模仿鸟的展翅飞翔，通过展肩扩胸，两手下按、上提，扩大胸腔容积，使肺宣发肃降的功能得以发挥，起到调节呼吸、通畅血运、助心行血的作用，调节身心，增强心气，为内心带来自由、安详的感觉。

中医养生保健理论中常说"治病先治心"，一方面是从心脏"器官健康"的理念出发，通过抻拉心经、按摩心脏、导引锻炼等方式，畅通心脉气血，恢复心脏的活力，使之"心力足"；另一方面则是从"心态健康"的理念出发，保持积极的心态和愉悦的心情，在疾病的状态下有利于康复，在健康的状态下提高免疫力，使之"心气足"。当心脏正气充足时，就如同一辆车拥有性能优异的发动机，相信健康一定会常伴大家左右。

## 养生智慧：保养心脏的要穴

### 1. 劳宫穴

劳宫穴属于手厥阴心包经，是心包经与心经交会和别走阳经的要穴，也是导引、行气、布气的重要窍穴。在手掌心横纹中，将中指与无名指屈向掌心，两指尖触碰掌心，且有脉搏跳动处便是劳宫穴，主治心悸、心烦、心痛、手心发热等。

### 2. 神门穴

神门穴属于手少阴心经，为本经气脉之所注。其位于腕横纹尺侧端，尺侧腕屈肌腱的桡侧凹陷中，主治失眠、癫狂、痫症、癔症、健忘、喘息、便秘、头痛、眩晕等。凡心气实者，如心烦、心痛、面赤、手心热，可引导之。

常练导引术，提高免疫力

## 第二节　左右侧弯，疏通肝气

《黄帝内经》中写道："肝者，将军之官，谋虑出焉。"肝在人体内与六腑之一的"胆"互为表里，我们常说"肝胆相照"，意指二者相辅相成。肝脏对人体作用极大，除了大家所熟悉的造血、解毒、分解酒精等功能之外，主要起到调畅气机和调节精神情志的作用。而现代人由于精神压力大、生活作息不规律，还有抽烟、酗酒等不良习惯，常会出现肝气郁结、肝血不足等情况，表现为头晕目眩、两眼干涩、失眠多梦、月经不调、面白无华、四肢麻木等亚健康状态，甚至患病。

"肝主疏泄"，可调节气血津液的输布，我国自古就有"肝气一通，百脉皆通；肝气舒畅，百病不长"的俗语。所以本节分享一组简单的导引动作，帮助大家疏通肝气，养肝补血，同时有助于排除体内毒素，消除焦躁的情绪。

 ## 导引动作：左右侧弯

**1** 自然站立，左脚开步，与肩同宽。双手向身体两侧平举，与肩同高，掌心向下，如同一个"大"字。

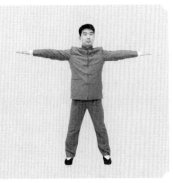

**2** 右手手臂向上伸，左手臂向下伸直，两手臂与身体平行。右手放于脑后，左手顺着腰间，手背贴后背，尽量够向肩胛骨中间位置。

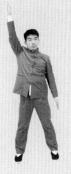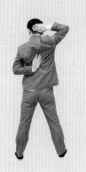

**3** 身体向左侧弯，直到感觉右侧肋骨有抻拉感，保持 5 ~ 10 秒。

**4** 缓缓直立身躯，同时双臂打开，恢复"大"字站立后，做向右侧弯动作，抻拉左侧肋骨的动作。左右动作相同，唯方向相反。左右各完成 10 次为一组。

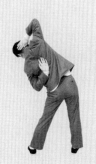

**动作要领**

1.练习此导引动作时，头部保持中正，两边肩膀一定要打开，切忌含胸。

2.侧弯时，注意身体不要向前倾，即不要向左前方、右前方弯腰，否则不容易起到疏通肝气的效果。

**功效**

1.此套动作看似简单，实则可通过抻拉位于两肋的肝经与胆经，激活肝、胆，同时配合运动时的呼吸，有效疏通肝气，解决肝气郁结的问题。

2.对于很多上班族而言，工作和生活的压力是导致肝气郁结的主要原因，而长期在电脑前工作，也最容易引起肩颈问题，身体的不适会愈发让人心情烦闷、暴躁，从而加重肝气郁结。本节"左右侧弯"这一导引动作，同时能够缓解肩颈疲劳，一组动作做完之后，身体会有轻松自如、压力释放的感觉，从而调节心情，预防肝气郁结，改善症状。

日常生活中，我们常说"怒气伤肝"，其实中医理论中恰好认为"五志"中的"怒"与五脏中的"肝"相对应。人一旦有了怒气，未及时疏泄，就容易积攒在肝脏之中，若不及时疏解排出，气息不畅会引起供血不足，供血不足会导致精力不济，精力不济时人的精神状态就会下降。所以，通过有效的锻炼养护肝脏，使得肝气通畅，也是一个人拥有良好精气神的重要前提。

### 养生智慧：保养肝脏的要穴

**1. 太冲穴**

太冲穴属于足厥阴肝经，为足厥阴肝经气脉之所注。其位于足背侧，第一、二跖骨结合部之前凹陷处，主治内踝前疼、步履维艰、头痛、眩晕、目赤肿痛、遗尿、疝气、崩漏、月经不调、癫痫、呕逆、小儿惊风、下肢痿痹、胸胁腰痛、高血压、妇女经期小腹冷痛等病症。

## 2. 章门穴

章门穴属于足厥阴肝经，为人身重要的"八会穴"之一，有"脏会章门"之称，也是脾之募穴，是足厥阴肝经与带脉交会的"珮章"之门、木化相火的关窍，同时也是练气导引的要穴。其位于腋前线，第一浮肋前端，屈肘合腋时肘尖正对处，主治胀满、呕吐、烦闷、神疲肢倦、黄疸、小儿疳积、腰脊痛等症。

## 3. 期门穴

期门穴属于足厥阴肝经，是肝经最上方的一个穴位，为肝之募穴，也是足少阳胆经气脉同足厥阴肝经气脉相交会的关窍。其位于两乳下第二肋间之尖端，主治热入血室，伤寒过期不解，胸肋满闷、疼痛，呕吐酸水，饮食不下等症。

# 第三节　活动四肢，脾胃和气

《黄帝内经》中写道："脾胃者，仓廪之官，五味出焉。"脾胃是主要的消化器官，主管食物的收纳、消化与运输。《刺法论》中又将脾胃分开介绍："脾者，谏议之官；胃者，仓廪之官。"中医认为，五脏中的"脾"与六腑中的"胃"关系密切，二者互相协调，互为表里。简单来说，首先是"胃主纳，脾主运"，即食物到达胃部后暂时存储，而脾脏运行津液，帮助消化；然后是"脾主升，胃主降"，即脾气上升，带动水谷的营养输布全身，进而吸收，胃气下降，让水谷的糟粕得以下行排出。所以，若脾胃失和，不仅消化系统会直接出现问题，时间一长，整个人也会如失去营养的花朵，免疫力逐渐下降。

本节向大家推荐一组"活动四肢"的导引动作。中医里有"脾统四肢，胃表于肉"的俗语，通过锻炼四肢，可以活动肠胃，促进消化，更有健脾强胃、养脾开胃的功效，再搭配上合理的饮食，相信会让您的身体功能很快得到改善。

**导引动作：蹲起甩手**

**1** 自然站立，左脚开步略宽于肩，双臂放松，保持自然下垂，双腿缓缓屈膝成马步。

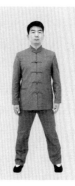

**2** 双腿缓缓站直，同时双臂由身前慢慢上举至头顶，至头顶时手掌向后翻，掌心朝上，期间手腕始终保持放松。

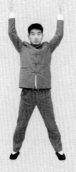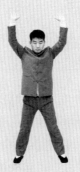

**3** 双腿再次缓缓屈膝，同时双臂由身前慢慢下落至两侧。

**4** 重复第2和第3点动作1次，然后再做一次第2点的动作。做甩手动作时，双腿快速屈膝，手臂快速向下甩，犹如甩掉包袱一样。

**5** 再重复第2~4动作，即"两慢一快"为一组，共做6组即可。

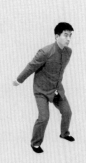

**动作要领**

1. 动作配合呼吸，手臂向上举时用鼻子吸气，向下落时用嘴巴呼气，每组快速甩手臂时，可轻喊"哈"，将气一下子呼出。

2. 整个动作过程中，手腕尽量保持放松，头和颈部保持中正；当手臂举至头顶时，有一种四肢都被向外拉扯，身体全被打开的感觉。

3. 两脚之间的距离可根据几组动作自行调整，尽量让马步下蹲得深一些，这有助于更好地锻炼下肢。

**功效**

1. 脾脏统领四肢，四肢充分活动，可反馈脾脏，强健脾脏，同时促进脾脏运化功能，帮助消化，利于人体吸收营养。

2. 动作以"两慢一快"为一组。"两慢"，可以借助抻拉动作与呼吸吐纳让身体打开，全身放松；"一快"，则可通过身体突然快速运动，以及迅速呼气，刺激到位于腹腔中间的脾、胃，达到脾升胃降的目的。

本节推荐的导引动作，不仅符合中医强健脾胃的理念，其实也源于道家养生的功法动作，双腿带动身体起落，双臂带动身体周围气息升降，通过呼吸吐纳让自身与外界气息交流，有助于调息养生。

俗话说："胃口好，身体就好。"日常生活中，当大家出现消化不良、胃脘胀满、食欲不振、恶心反胃等情况时，多会认为是胃有问题，其实这些都可能是"脾胃失和"的症状，所以养胃治胃一定不能抛开脾脏，只有脾胃和谐，同时健康，才能保证消化系统有一个良好的状态，从而有助于人体更好地吸收营养，提高自身免疫力。

### 养生智慧：保养脾脏要穴

#### 1. 三阴交穴

三阴交穴属于足太阴脾经，为足太阴脾经、足少阴肾经、足厥阴肝经三条阴经的交汇之处。其位于小腿内侧，足内踝尖上3寸，胫骨内侧缘后方，主治眩晕、头疼、脾虚泄泻、腹胀、不思饮食、足肿、痿软、小便不利、痹痛、失眠、月经不调等症。

### 2.大包穴

大包穴属于足太阴脾经，位于胁部，在渊腋穴下3寸，主治周身疼痛、各关节松弛无力、空虚羸弱等症。

### 3.天枢穴

天枢穴属于足阳明胃经，又为大肠之募穴。其位于腹部，横平脐中，前正中线旁各2寸处，主治胃病、结肠炎、子宫内膜炎、淋病、小儿消化系统疾病等。

## 第四节 腹式呼吸，调理肺气

《黄帝内经》写道："肺者，相傅之官，治节出焉。"肺在五脏中主一身之气，司职呼吸，与六腑中的大肠互为表里。肺气充足，肃降正常则大肠功能正常，大肠健康也同样会反过来影响肺气肃降。肺朝百脉，血液与精微能运行周身全都依靠肺气的推动。且肺通调水道，参与人体水液代谢，故而以降肃为顺。此外，每年入秋后万物肃穆，秋气下降，外界的燥气旺盛，容易伤肺。因此，秋季恰是传统医学认为养肺的重要季节。

本节重点帮助大家认识、了解和学习腹式呼吸。勤加练习此法，有助于增强肺活量，以及可通过腹部运动按摩内脏，帮助内脏运动。由于"气息"参与人体内外各项活动，所以古人常言："气顺，则一顺百顺。"通过腹式呼吸调理肺气，可使得日常呼吸更加顺畅，体内气血运转也更加顺畅，从而达到整个身体功能运转舒畅、精神愉悦的效果。

### 了解腹式呼吸

我们平常呼吸的方法是胸廓一开一合，带动整个肺脏进行活动，将空气容纳到肺脏当中吸收和排出。大家可以观察一下小孩的呼吸，他们胸部一开一合的同时，小腹也是一起一伏，这种呼吸就叫腹式呼吸。在中国古代的养生术里边，有一句名言叫作"呼吸到脐，寿与天齐"。也就是说，如果呼吸可以深到肚脐的话，就可以延年益寿。

那么，腹式呼吸锻炼的是什么呢？实际上，腹式呼吸锻炼的是胸腔跟腹腔中间的膈肌，普通人在进行胸式呼吸的时候，膈肌的锻炼程度并不是很大。而在进行腹式呼吸的时候，却能很好地锻炼膈肌，这对身体有非常大的保健作用。

 **腹式呼吸**

**1** 身体站直，全身自然放松，想象丹田处有一个"小气囊"。用鼻子缓慢吸气，将吸进体内的空气由胸部、腹部一路向下运送，一直到丹田处的"小气囊"为止。感觉小腹微微隆起。

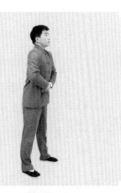

**2** 用嘴缓慢吐气，直到将"小气囊"中的空气完全吐出。

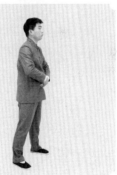

一呼一吸为一个循环。

 **腹式深呼吸**

1. 仰面平躺于床上，双手自然放在身体两侧，全身放松。

2. 用鼻子慢慢吸气，将空气存入丹田，坚持 10 ~ 15 秒，然后再用嘴缓缓吐气。

1 分钟约 4 次，起初可以 20 次为一组，熟练后可增加至 50 次为一组。日常可在早晚两个时段选择合适时间，各做 3 ~ 5 组。

**动作要领**

1. 练习时，一定要注意肩背挺直，起初可以背靠墙壁进行练习。

2. 呼吸时，吸气要缓慢、柔和、自然，随着次数增多，呼吸逐渐越来越慢，动作越来越细微。整个动作与呼吸不能用拙力，不能勉强，一定要放松自然，内气方能和畅充实。勉强用力很容易心烦气躁，内气浮躁紊乱，锻炼效果就不好了。

3. 腹式深呼吸较为难练，建议在掌握普通腹式呼吸要领后，再尝试练习深呼吸，循序渐进。

4. 呼尽气后可停顿数秒，让整个身心静止安详，进入休息之境，此之谓"息"。古人云"息长则命长"，指身心与呼吸配合协调之后，充分休息，精气神可得到滋养，之后生命力恢复旺盛，寿命延长，这是练习腹式呼吸的一个重要秘诀。

**功效**

1. 腹式呼吸可以增强肺气。中医理论讲"肺主气，司呼吸，开窍于鼻，主皮毛"。肺气不仅指人呼吸的深度、长度和能力，它还能促进气的内外交换，抵御外邪侵袭。可以使人的皮肤细腻，从而达到美容祛斑的效果。从现代医学的角度来看，腹式呼吸时腹部的肌肉紧张和松弛的交替动作，使局部的肌肉、毛细血管出现收缩与舒张，加速血液循环，扩大供氧量，这非常有利于代谢产物的排出，对全身器官和组织可起到调整和促进作用。

2. 腹式呼吸可以按摩内脏，促使其蠕动。人体有很多经络通过腹部，其中最重要的一条就是位于人体前部正中线的任脉，与任脉伴行的还有肾经，同时足阳明胃经也通过人体的腹部，带脉也从腹部穿行而过，且环绕脐周一圈。

3. 腹式呼吸可以使气血回流，精神愉悦。在进行腹式呼吸的过程中，内脏器官的蠕动和按摩，可以使全身的气血回流入内脏。

日常练习腹式呼吸的时候，人体腹部的经脉、脏腑都在同步运动，这就使得人体的五脏六腑和四肢各个部分都进行了有效锻炼。腹式呼吸还有一个最重要、最直接的好处，那就是让人的心情平静下来。用中医的话来解释，中焦脾胃的运化功能特别强的话，脾胃升清降浊的能力也就特别强，清气上升于头部，头脑就会特别清醒，从而神清气爽，精神愉悦。

**知识链接**

**1. 少商穴**

少商穴为手太阴肺经之井穴，十三鬼穴之一，位于拇指桡侧指甲角旁约0.1寸处，主治咽喉肿痛、嗓子因干涩发声困难、伤风、发热、中暑、昏厥、癫狂、痈症等。

**2. 合谷穴**

合谷穴属于手阳明大肠经，为手阳明大肠经气脉之所过，为原穴，也是民间用于急救、止痛的要穴。其位于手背第1、第2掌骨间，第2掌骨桡侧的中点，主治头痛、鼻衄、齿痛、耳聋、面肿、指挛、臂痛、中风、口噤不开（牙关紧急，口不得开）、口眼歪斜（即面瘫，口眼向一侧歪斜）、热病无汗、腹痛、经闭、风疹、痢疾、惊风等。

**3. 肺俞穴**

肺俞穴属于足太阳膀胱经，为肺脏气脉输注于背部的俞穴。其位于背部第3胸椎棘突下，脊柱中线两旁各1.5寸，主治咳嗽、气喘、盗汗、潮热、痰涎塞胸、外感风寒等。

## 第五节　旋转腰腹，补足肾气

《黄帝内经》中说道："肾者，作强之官，伎巧出焉。"肾主管人体的精力、体力、脑力、生殖能力等，其主要功能基础是肾精，肾精是维持人体生长发育、生殖和脏腑功能活动的有形的精微物质的统称。中医称肾精所化之气为"肾气"，可直接反应肾功能的强弱，对人体生命活动尤为重要。肾气虚，是肾虚的一种类型，通常是指因肾气不足，导致生殖功能下降。主要表现为气短自汗、倦怠无力、面色苍白、小便增多且尿液清澈、腰膝酸软、听力减退、手脚冰冷、脉搏微弱等。而男性患者，则多有滑精、早泄、尿不净等症状。简而言之，肾气不足，轻则疾病缠身，重则影响寿命，对健康极为不利。

本节向大家推荐两组简单有效的导引动作，不仅有补肾益精，壮阳补气等功效，还能够针对"肾气不足"及时调理，且对肩膀酸硬、腹部肥胖等问题也有一定的改善效果。

### 第一种动作：旋转腰腹

1　自然站立，左脚开步，略宽于肩。两臂侧起，中指带动两臂侧伸，人整个身体呈现"大"字。

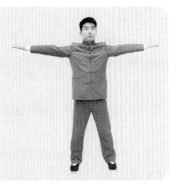

2　保持手指远伸，腰部向左旋转，转至最大幅度后右手放左肩上，左手放于后腰部，头向左转动。然后手打开、转正，恢复"大"字。

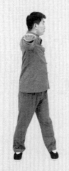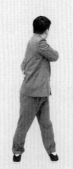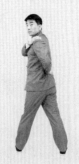

3　保持手指远伸，腰部向右旋转，转至最大幅度后左手放右肩上，右手放于后腰部，头向右转动，然后手打开、转正，恢复"大"字。

左右各做一次为一组，每次做6组。做完后双手于身前缓缓下按，双脚并立，恢复自然站立状态。

**动作要领**

1.练习此动作时，注意动作要慢且到位，幅度要大；一左一右为一次，以全身微微发热为宜。

2.练习中可稍加留意，两边转动的幅度应该是对称的，若有一侧旋转有阻碍，则要注意阻碍一侧是否有肌肉劳损、僵硬等问题。

**功效**

1.肾为先天之本，腰为肾之府，旋转腰腹的动作看似简单，却能很好地补益肾脏、交通心肾、强身健体。

2.此动作除了对肾脏有很好的养护作用之外，对腰椎也有一定的锻炼效果，若身体经常腰酸、腰痛，也可以通过此动作得到改善。

## 第二种动作：背墙提腰

**1** 背靠墙壁站立，双手虎口交叉相合置于丹田，目视前方。

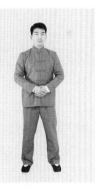

**2** 以后腰发力，带动脚跟慢慢提起，过程中感觉后腰酸紧，提至最高处时停滞5秒，再缓缓落下。

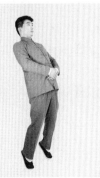

一次起落为一组，每次练习做10组。

**动作要领**

1.背靠墙站立时，后脑勺、肩膀、臀部、脚跟四个位置尽量都与墙接触，练习时除了脚跟起落之外，身体其他位置都不要动。

2.练习初期，不容易找到"后腰发力"的技巧，可能会变成脚踝用力，需细细感受，由提臀到提腰，逐步找到感觉。

**功效**

1.背墙提腰的动作十分简单，却能直接作用到腰肾部位。每日练习2～3组，坚持1个月以上，明显会感觉腰部有力，肾气恢复。

2.此动作可配合"搓腰眼"，动作完毕之后，腰肾位置处于紧张状态，此时搓腰眼，热力更易被肾脏吸收，保肾固精效果更佳。

通常来说，肾气虚的主要原因有以下几点：其一，年高肾气亏虚；其二，年幼肾气未充；其三，房事过度，耗精伤气；其四，久病伤肾或素体阳虚；其五，久病咳喘，肺虚及肾，耗伤肾气，肾气虚衰，气不归元。

那么，为什么活动腰部就可以养肾呢？

第一，腰沟通人体上下，我们身体的上半身和下半身通过腰部连接起来，我们上半身的重量也需要腰部的支撑。

第二，腰为肾之府，意思就是腰是肾的家，肾住在腰里面，腰出现问题会影响我们肾的健康，肾健康与否也可以从腰部反映出来，比如，肾虚的人会经常感觉腰酸。

第三，腰部横行着奇经八脉的带脉，人体大多数经脉都从腰部通过。

中医认为，"肾气决定了人的生老病死"，一个人要想健康、长寿，必须懂得补充肾气。通过运动与饮食补肾，才是当代人应该选择的正确方式，切勿贪快，贪多，否则肾气过于充盈，则过犹不及，容易出现肾火，对健康更加不利。

### 1. 涌泉穴

涌泉穴为足少阴肾经起始穴位，也是行气、导引、武术、推拿中常用的一个穴位。其位于足底部，卷足时足前部凹陷处，约第2、第3脚趾缝纹头端与足跟连线的前1/3与后2/3交点上，主治头颈痛、眩晕、目昏花、咽喉痛、舌干、失音、股内后廉痛、足心热、困倦欲睡、昏厥、小儿惊风、小便不利、大便难等。

### 2. 太溪穴

太溪穴属于足少阴肾经，为本经之输穴、原穴。其位于足内踝的后方，内踝尖与跟腱之间的凹陷处，有脉应手处。中医学传统流派有一种特殊的诊脉方法，可以通过此穴诊断肾气之绝续而断患者之生死。太溪穴主治脚跟疼肿、牙齿肿疼、心疼如刺、湿热骨瘘等症。

### 3. 肾俞穴

肾俞穴是足太阳膀胱经的穴位，是肾脏气机输注于背部体表的重要穴位。其位于第2腰椎棘突下（即督脉的命门穴）旁开1.5寸处，主治肾虚诸证、五劳七伤、遗尿、遗精、阳痿、月经不调、白带异常、水肿、耳鸣、耳聋、淋浊、腰痛、腰脊风寒湿痹等症。

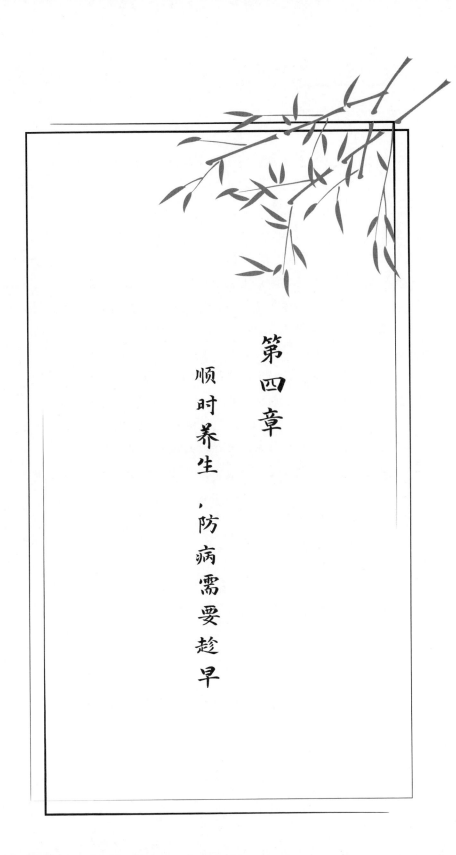

第四章

顺时养生，防病需要趁早

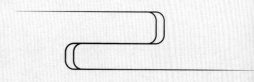

养生，古代又称摄生、道生、保生，即调摄保养生命之意，指在对生命认识的基础上，根据生命规律，采取能够强健体质，提高免疫力，预防疾病，延年益寿的方法保养身体。

中国传统养生学派的代表"道家"便认为，自然界是人类生命活动的根本，人想要健康长寿就必须顺应自然规律。老子在《道德经》中也写道："人法地、地法天，天法道，道法自然。"以此表达人与自然和谐统一的观念。《黄帝内经》中也提出"天人相应"的四时养生理论，认为人不仅要顺应四时，更应掌握其规律并应用于养生保健。

春夏秋冬四季变化既是寒暑更迭的标志，也是阴阳升降的象征。春温春生，夏热夏长，秋凉秋收，冬寒冬藏，人体生命就在这"温热凉寒"中"生长收藏"，顺应变化则健康常伴，悖逆则疾病缠身。

本章将与大家分享一年四季分别对应的养生理念与导引动作，帮助大家在全年时间里可以顺应自然规律，让身体得到良好锻炼，提高免疫力，从而有效预防各个季节的常见疾病，拥有一个精神饱满、气血顺畅的健康体魄。

## 第一节　生机勃勃，春季养生经

《黄帝内经》中写道："春三月，此谓发陈，天地俱生，万物以荣，夜卧早起，广步于庭，被发缓形，以使志生……奉长者少。"其中提到了"广步于庭"，即春季之时，古人在院子里大步行走，让身体充分展开活动，与春季万物生机相合的养生理念。

本节先为大家分享两种关于"行走"的导引术，有助于大家在春季之时打开身体经络，唤醒经过一冬而沉睡的身体，从而达到养生保健的功效。

###  第一种动作：大步走

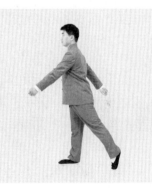

选择广阔空间，如公园、操场等地练习。头部正中；下巴微收，低一点；头向上顶，有一种"上提"的感觉为佳。走路时双臂自然在身体两侧摆动，幅度可稍微大一点，使身体舒展开来。步子尽可能大，以有"抻拉"的感觉为佳，女性每步距离约80厘米，男性约1米左右。

**功效**

大步走的练习，重在抻拉颈部及四肢的肌肉、骨骼，从而牵扯腰腹、背部等肌肉群、筋脉，使其舒展，有助于气血运行顺畅，增强身体抗病能力。

## 第二种动作：企鹅步

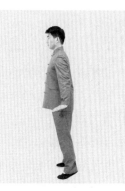

在家中或办公室均可练习。身体自然直立，双手自然垂直于身体两侧，头向上顶，两脚平行，脚尖点地，脚跟用力上提，小腿肚绷紧。两肩下沉，双手五指张开，掌根向下按，手指指尖向上。头上提时身体抻拉会更加明显。从外形上看，这个动作像企鹅，故名企鹅步。

**功效**

　　通过企鹅步的练习，既可以锻炼小腿肌肉，还可以让我们身体的阳气生发。这就是中医理论上的"春三月，此谓发陈"的感觉。

　　春季是感冒的高发季，感冒会引起鼻塞、鼻涕、咳嗽等症状，严重影响人们的生活质量。那么，有什么简单的方法可以缓解感冒症状吗？下面就为大家介绍两种有效的动作，希望能给大家带来一定的帮助。

## 第一种动作：开弓射箭式

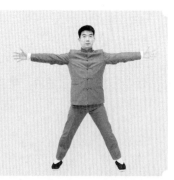

**1** 两脚分开，略宽于肩，两臂向两侧抬起，掌心向前，手指用力向远伸。这个时候肩胛骨是向外打开的。

**2** 抬头，手向上交叉上举。

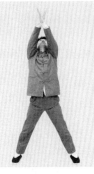

**3** 转掌心向后，屈肘下落，目视前方。

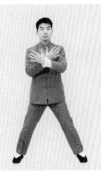

**4** 做向左"开弓射箭"动作。两膝微屈，左臂向左伸直，左手转腕，使手指向前。右肩向外展开，右手变成虎爪，目视左侧。

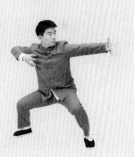

**5** 右手手指变掌，两臂分别向左右展开，目视前方。

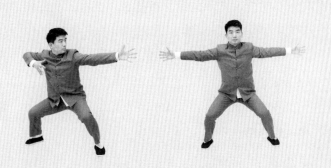

**6** 两手臂交叉向上举，随之两腿伸直。继续做向右"开弓射箭"动作，右侧动作与左侧相同，只是方向相反。

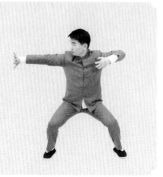

以上动作重复 3 ~ 5 次。

【动作要领】

此动作重点活动的是肩背，腰部保持中正，两肩向后展，左手的肘尖和右手的掌根向相反的方向用力，你会感到后背的肌肉是收缩起来的。

【功效】

感冒大多是因风邪引起，我们的后脑勺和后背是特别怕风的位置。刮风的时候，如果是后背感受到风的话，就会特别容易感冒。"开弓射箭式"可加强对后背的练习，从而有效预防和缓解感冒。

### 第二种动作：按摩迎香穴

双手先伸出五指，然后把小指、无名指和中指弯曲，拇指压在这三个指头上，这时候示指放松，其他四个指头用力握紧，你会感觉到有一股力量直冲示指，此时做好准备。示指向下按迎香穴，按到有一点点酸胀感为佳。然后由外依次向上、向内、向下划圆，按揉 3 ~ 5 次，在按揉的时候需要一定的力量，然后再反方向转 3 ~ 5 圈。

【功效】

迎香穴位于手阳明大肠经，按摩可通鼻窍，有防治感冒、鼻炎、鼻窦炎、鼻出血、牙痛等作用。

## 春季养生要注意三点

1. 保证充足睡眠。春季需要通过休息来升发阳气，如果睡眠不足，阳气容易受到抑制，从而降低对疾病的抵抗力。

2. 吃新鲜果蔬。春季果蔬，如草莓、白菜，多有去肝火、心火的作用，补水清热，有助于人体去除冬季积攒在体内的燥热。

3. 远离潮湿。相较于冬季的干燥，春季相对湿润温和，但也因为雨水渐多会有潮湿现象，人体在春季若身处潮湿环境，便会加重体内湿气，不利于养生。

## 养生智慧：二十四节气导引养生法

在四季养生基础上进一步细化就形成节气养生，节气养生包括饮食、民俗、运动、情志等多个方面。中医二十四节气导引养生法是在中医理论指导下，根据不同节气特点练习有针对性的导引、呼吸吐纳的传统功法，该方法由唐末宋初时期陈抟老祖（陈希夷）所编创，是中医顺时养生、天人合一的功法代表。例如，春季节气导引以头颈及气的升发为主，以应肝；夏季节气导引以手足及气的开散为主，以应心；秋季节气导引以胸腹、脊柱及气的收敛为主，以应肺；冬季节气导引以腰腿、手足及气的沉降为主，以应肾。

二十四节气中医导引养生法体现了"按时行功，分经治病；人境合一，天人相应"的观念，与《黄帝内经》中的"法于阴阳，和于术数"有异曲同工之妙，极具中国传统文化与中医学特色。中国中医科学院、北京开放大学将该方法纳入课程体系，开展了深入传承和研究。中央电视台《健康之路》等节目对其开展了系列宣传，深受广大观众的喜爱。

## 第二节　排湿降热，夏季养生经

《黄帝内经·四季调神大论》中写道："夏三月，此为蕃秀。天地气交，万物华实，夜卧早起，无厌于日……此夏气之应，养长之道也。逆之则伤心，秋为痎疟，奉收者少。"在一年四季中，夏季是一年里阳气最盛的季节，气候炎热而生机勃勃，对于人来说，此时也正是新陈代谢最旺盛的时期。

本节从两个方面引导大家进行夏季养生，其一为"养护心脏"，防止夏季燥热，急火攻心，以及因心气涣散而降低身体免疫力；其二为"打通督脉"，有助于整个身体新陈代谢，增长阳气。

嵇康在《养生论》中记载："夏日炎炎，更宜调息静心，常如冰雪在心，炎热亦于吾心少减，不可以热为热，更生热矣。"意思是说，夏季炎热，更应该调节作息，静养心灵，犹如一块冰雪在心中，炎热的感觉就会从心中减少，逐渐消散，不可怀有燥热心情，否则会越来越热。可见，心为阳脏，与夏气相通，心气在夏季最为充盛。心气若温热太过，极易化火致病。因此，夏季正是养心抑心火的关键季节。

下面为大家介绍两种养护心脏的导引动作。

 **第一种动作：掌托天门**

**1** 自然站直，左脚开立与肩同宽。双手以掌根为牵引，从身侧向上托举，手掌向上。手掌向上托举的同时，脚跟也缓缓提起。

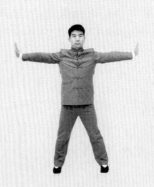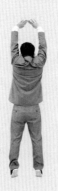

**2** 脚跟向上提到最高处时，缓缓落下。双手继续保持上伸，抬头望手。

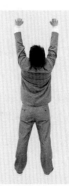

**3** 坚持几秒后，手部放松，两臂从两侧下垂，左脚收回，手缓缓下落至身体两侧，头部恢复自然，目视前方。

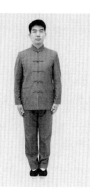

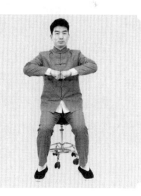

功效

1. 掌根带动身体伸展到最大幅度时，会有"手掌托物"的感觉，这种感觉即为"天门"。其能大幅度抻拉人体四肢，促进末梢的血液循环。

2. 心主血脉，夏天的时候，因天气炎热，人的外周血管扩张，血压下降，当肢体紧张的时候，有利于血液回心。

## 第二种动作：筑拳

自然端坐，两手握拳，两拳中指的掌指关节相对，放在胸前，相互挤压。一挤一松的同时，注意与呼吸同步，挤的时候吸气，松的时候呼气。

功效

人的中指是心包经经过的位置，心包是心脏的保护，通过对心包经的锻炼，对养心也能起到很好的促进作用。

督脉行于人体后背的正中线，汇集一身之阳气，只要是阳气衰弱都可以在督脉上找到合适的穴位进行治疗。打通督脉的导引动作如下。

## 第一种动作：按摩督脉

选择合适的硬板床，受力者趴在床上，全身放松。施力者两手相叠，轻轻地按在胸椎的部位，然后把两臂伸直，再用上身的力量通过手臂向下按，感觉将力量传到受力者的骨头上。然后施力者半握拳，拇指露出1～2厘米，用拇指从上向下点按每两个脊柱之间的间隙。

**功效**

1. 双手叠按，用力均匀，对督脉刺激较轻，同时可以舒缓背部肌肉。

2. 拇指点按，能准确刺激督脉上的穴位，可有效激活督脉，疏通身体阳气。

## 第二种动作：龙垂首

自然站直，双脚开立。缓慢低头，下巴尽量向下低，感觉后背紧绷起来。含胸，收腹，使整个后背成弓形，这样就抻拉了整个督脉，有利于督脉之气的运行。坚持15秒后慢慢恢复自然站立，注意先挺直后背，再抬起下颏。

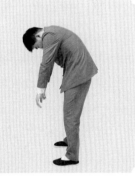

**功效**

1. 抻拉督脉，有利于促进背部与脊柱的血液循环，增强人体新陈代谢，提升阳气。

2. 此动作以下颏为力量牵引点，抻拉督脉的同时有助于活动颈椎，缓解肩颈疲劳。

夏季之时，天气炎热，万物繁茂。中医认为，此时天地之气已经完全交会，所以万物开始开花结果。此时节，人应当晚睡早起，不要对天气炎热感到厌倦，要使情绪平和不躁，气色焕发光彩，体内的旺盛阳气自然得到宣散，就像把愉快的心情表现在外一样。这是顺应夏气、促使身体功能旺盛滋长的法则。

## 养生智慧：血汗同源，出汗后及时补水

夏季出汗量远远大于其他季节。中医认为，汗液为津液所化，血液、汗液同出一源，所以有"血汗同源"之说。而血液为心所主，故又有"汗为心之液"之言。夏季与心气相通，夏季多汗则易使心气焕散。《黄帝内经·六节藏象论》说道："心者，生之本，为阳中之太阳，通于夏气。"所谓"心通于夏气"，是说人的心脏与夏相应，心的生理功能在夏季比较旺盛，具体表现在心主血脉，气血旺盛，运行畅达，汗液排泄增加；阳气充，浮于外，功能活动亦加强，精力充沛。因此，整个炎热的夏日应将运动养生与饮食养生相结合，宜多饮水，多吃水果，有目的地补充心脏所消耗的能量，以保护心气。

## 第三节　不干不燥，秋季养生经

《黄帝内经·四季调神大论》中写道："秋三月，此谓容平。天气以急，地气以明，早卧早起，与鸡俱兴……使肺气清，此秋气之应，养收之道也。逆之则伤肺，冬为飧泄，奉藏者少。"秋季天高气爽，月明风清，气温逐渐由闷热转为凉爽，此时节阳气渐收，阴气渐长，由阳盛逐渐转变为阴盛。此时节是万物成熟收获的时期，也是人体阳消阴长的过渡时期。秋季，人应适应天地"容平"之气，保持心情平静，淡然从容，早睡早起。中医认为，秋季是养肺的季节，肺喜润恶燥，秋燥，肺的功能必然受到影响，轻则容易发生呼吸道疾病，如感冒、鼻炎等，重则会降低整体免疫力。

本节向大家推荐两组秋季养肺的动作，对改善肺部功能，养护肺部健康，预防秋季常见的口干、鼻干、咽干、舌干少津、大便干结、皮肤干燥，以及感冒等病症有良好的效果。

**第一种动作：敲打后背**

**1** 站立或端坐，双手握空拳，反手伸到背后，由腰部向上捶打后背，直到拳头可够到的最高处为止。

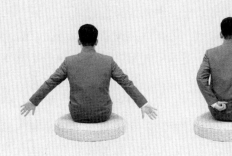

**2** 深吸一口气，用左拳（空拳）轻轻捶打身前右胸，一边捶胸一边吐气，口中发出"呜——"声，直到一口气全部吐出为止。再换右拳捶打左胸。

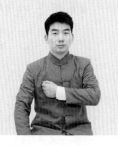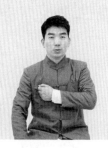

**功效**

1.人体脊柱及脊柱的两侧分布着许多重要穴位，与四肢、脏腑有着广泛的联系。脊柱不仅是支撑人身体的"大梁"，同时也为脏腑经络的枢纽。轻轻捶打背脊，能够起到催发阳气、补肾、壮骨、健腰等作用。本节动作着重于对足太阳膀胱经的敲打震动，有利于气血通畅，对调节肺脏功能也有很好的作用。

2. 空拳捶打前胸，可从外震动内部肺叶，加之"呜——"声吐气，可帮助排出肺部浊气。

 **第二种动作：掩耳侧倾**

**1** 站立或端坐，双手掩耳，双肘缓缓外开，打开胸腔，同时深吸气。

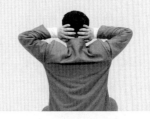

**2** 上身向左侧倾斜，抻拉右侧胁肋，随之呼气。

**3** 身体还原，双手不离双耳，双肘缓缓向前闭合。肩膀放松，做向右侧倾斜动作，抻拉左侧胁肋。

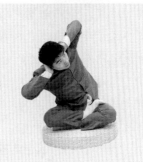

功效

1. 掩耳扩胸，能够最大限度打开胸腔，对肺经有很好的锻炼作用，配合深呼吸，有益于预防呼吸系统疾病。

2. 人体胁肋为肝胆所主，肝胆既可从阴，又可从阳，对于健康尤为重要。对胁肋的抻拉，既可调理肝胆，调节身体阴阳平衡，又可改善人的情绪，让我们在秋季能保持喜悦的心情。

秋季养生，无论是从精神情志、饮食起居，还是运动锻炼都要顺应"春生、夏长、秋收、冬藏"的自然规律，无论生活在哪里，均应以养收为原则进行养生。

心理上要注意精神调养，做到内心宁静，神志安宁，心情舒畅，切忌悲忧伤感；饮食上，多吃补水润肺、降燥益气的食物，如百合粥、乌鸡汤、绿豆粥、秋梨等。同时配合练习本节推荐的动作，相信可以帮助您度过一个"滋润"的金秋时节。

## 养生智慧：学会倾听自己的内心世界

浮躁的世界，急躁的心，大千世界之中总是充斥着各种声音。人们常深陷在各种忙碌之中，却无法得知为什么非得做这件事不可，是不是不这么做就不行？一个人要想成为最好的自己，必然要学会倾听自己的声音。中国文化非常重视内求、内省。认真倾听和感知自己的内心，可以让人安静下来，觉知自己不良的情绪并及时改正。现代研究表明，倾听内心可以降低血压，对于生活带来的各方面压力也有抵御作用。精神放松，可以使身体产生生理性的改变，如脑电图中阿尔法波形的幅度和频率有所增强，最明显的是心跳及呼吸频率变慢，肌肉紧张度及氧消耗下降。本节掩耳侧倾动作就是提醒各位读者朋友多倾听自己的内心世界，达到宁静、平安、觉知的状态。

## 第四节　温心暖身，冬季养生经

《黄帝内经·四季调神大论》中写道："冬三月，此谓闭藏。水冰地坼，无扰乎阳，早卧晚起，必待日光……此冬气之应，养藏之道也。逆之则伤肾，春为痿厥，奉生者少。"冬气冰寒，万物以"避藏"为主，冬季气温低，人通常会先出现手脚冰冷的现象，继而因为回避寒冷而减少运动，从而导致身体气血不畅，容易引发疾病。中医认为，冬季是匿藏精气、滋养肾脏的时节，冬季养生需以活动筋骨、调节气息、养神藏精为指导，进一步疏通经络气血，调和脏腑，达到增强体质、益寿延年的目的。

本节从缓解手脚冰冷和养神藏精两个方面为大家推荐导引动作，帮助大家由外而内锻炼身体，由内而外焕发精力，从而在寒冷的冬季也可以感受到一份温暖。

**第一种动作：甩、搓、抻手**

**1** 自然站直，两脚开立与肩同宽。双手由身前上提至与肩同高，整个胳膊用力向下甩 10 次左右。一直做到感觉手部微麻、发热。

**2** 双手于胸前以最快的速度搓手心，感觉发热后，再分别以其中一只手掌搓另外一只手背。

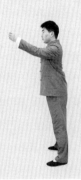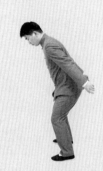

**3** 两臂在身前平举，手指向前。然后双掌变拳，两臂尽量向后伸展。后展保持几秒后双拳再变掌，两臂向前伸，重复 10 次。

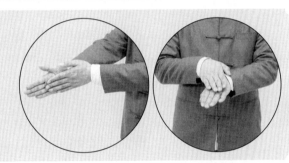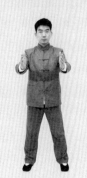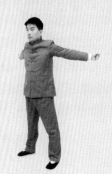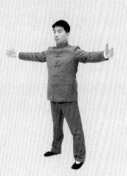

顺时养生，防病需要趁早

甩手，可以将血液冲向手掌、手指末端，促进血液循环；搓手，可以产生热量，温暖双手，刺激手部毛细血管，让"甩手"流向双手的血液多停留；抻手可以活动手部经络，防止冬季双手麻木、僵硬。

总结起来是"甩、搓、抻"三个动作，操作起来简单方便，促进了气血运行，能够有效温暖双手。

## 第二种动作：虎步功

**1** 自然站立，两手叉腰，两脚分开。

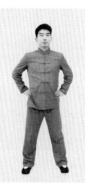

**2** 重心移到右脚，左脚依次做脚尖点地、上提、向前踢出、勾回、前蹬，以及内转3圈，外转3圈的动作。

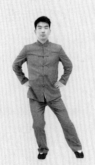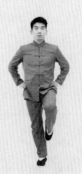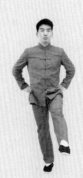

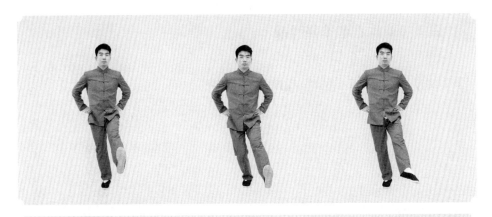

**3** 左脚向左前方跨步，然后重心往前，形成一个弓字步，此时右腿伸直，坚持 5 秒后，重心再移向右脚。

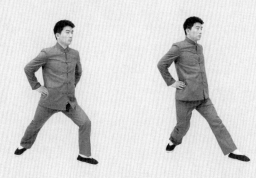

**4** 重心再次移向左脚，同时右脚前移，做与左脚相同的脚尖点地、上提等动作。

双脚交替进行，5 次为一组。

🔖 **功效**

1. 通过点、踢、勾、蹬、转等动作，充分活动膝盖、小腿、脚踝及脚趾，可有效促进腿和脚的气血运行。

2. 作为重心的腿，承载身体重量的同时还便于蓄力，可保存活动后流入的气血，有助于温暖腿脚。

**第三种动作：冬季强肾操**

**1** 站立或端坐，双手贴耳，揉搓双耳至温热。

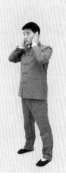

**2** 双手上举，以两肋部感觉有牵拉为度。

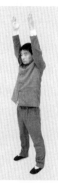

**3** 两手捂住耳朵，上身分别向左右两侧倾斜，以侧腰有抻拉感为度，两侧分别抻拉5次。

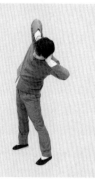

**功效**

1. 人体五脏中肾脏对应的五官为双耳，揉搓双耳使其温热，可以唤醒肾脏活力，激发肾脏功能。

2. 抻拉身侧肋部与腰部，可有效抻拉肾经，由外而内给予肾脏锻炼。

冬季运动养生，切忌大量出汗，以"微微出汗"为佳，运动时可选择身处温暖的阳光之下，有助于身体整体变暖，促进血液循环。此外，运动养生的思路是强调意念、呼吸和躯体运动的配合，即所谓意守、调息、动形的统一。意守，指意念专注；调息，指调节呼吸；动形，指形体运动。若能形态与精神彼此统一，意念与气息彼此调和，形态与气息彼此感知，锻炼时形体协调，气息均匀，动静结合，那么，健身与养生的功效必然会更好。

## 养生智慧：中国传统文化与中医养生

中医养生是中国传统文化的重要组成部分，与中国传统文化有着千丝万缕的联系。中医养生可行性强，为中国传统文化贡献了最为实用和生动的内容，丰富了中国传统文化的内涵，构成了中国传统文化最具特色的部分。

中医养生的理念，可以从中国传统文化的三个要素来分析。

一是思维方式。中国传统文化的价值观念和核心理念影响着中医养生原则的确立，如"和文化"与中医养生的调和阴阳、阴平阳秘的核心理念是一致的。"和"是中国传统文化的主导意识，邦交关系的失和产生战争，国内关系的失和产生内乱。疾病的产生源于人际关系的失和及人与自然关系的失和。"和"也是中医调节治病的八法之一，是一种通过调和、协调的方式治疗表里间、脏腑间病变的治法。"寒热并用之谓和，补泻兼施之谓和，表里双解之谓和，平其亢厉之谓和"。

二是语言文字。汉语言文字是中医养生经验智慧的载体，如果没有汉字语言文化，中医养生就无法传承。

三是生活习俗。中华民族的生活习俗中包含了很多中医养生的具体方法。如茶文化，不同的茶有不同的功效，有的可以提神醒脑，有的可以消食解腻，有的可以润肺化痰等；在饮水方面，中国人喜欢喝凉白开，熟水凉白开更符合中国人的饮水习惯和体质特点；在饮食方面，日用的饮食中就有很多药食两用的食材，胃寒或着凉时喝姜糖水，解暑喝绿豆汤、酸梅汤等。

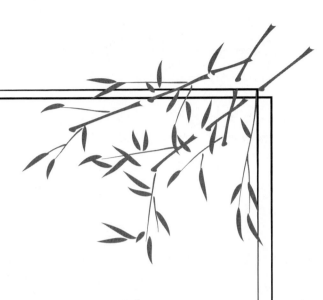

# 第五章

学五禽戏，耳不聋眼不花

中医养生理论中有一句俗语："药补不如食补，食补不如动补。"和我们常说的"生命在于运动"有异曲同工之处。本章我们介绍一种流传千年的导引术——五禽戏，又叫华佗五禽戏，五禽操、五禽气功、百步汗戏等。坚持锻炼可强健体魄、疏通脉络，有效提高自身免疫力。

　　五禽戏的起源可上溯至先秦。《庄子》中有"熊经鸟申，为寿而已矣"等载述。而将"五禽戏"整理总结并作为一套功法的推广者，是汉末三国时期的著名医家华佗。西晋陈寿所著《三国志·华佗传》中记载："吾有一术，名五禽之戏，一曰虎、二曰鹿、三曰熊、四曰猿、五曰鸟，亦以除疾，并利蹄足，以当导引。"现在大众所习"五禽戏"的具体功法，多出自南北朝时陶弘景所编撰的《养性延命录》。

　　勤练五禽戏，不仅能强壮四肢筋骨，还能调理五脏六腑。据传，华佗的徒弟吴普依此法锻炼，活到 90 多岁依然耳不聋，眼不花，牙齿完好。故本章将五禽戏之精华要点分享给大家，希望大家健康常伴，延年益寿。

五禽戏完整演示

## 第一节　勤练虎戏，身强力壮健如虎

想象一下现在上班族最常见的姿势是什么？坐在办公桌前目不转睛地盯着屏幕，要么握着鼠标，要么不停地敲打键盘，一不留神，这个姿势就会维持一两小时。长此以往，就会出现我们称之为"现代职业病"的症状，比如眼干、眼涩、手麻、手胀，以及颈部、腰部酸痛等。在不能改变工作环境的条件下，我们该如何维持身体的舒适度呢？

本节给大家介绍一种非常好的导引养生法，可以同时解决眼、手、颈、腰等多处问题，非常适合常坐办公室的白领一族。这种养生法就是五禽戏中的"虎戏"，简单地说就是模仿老虎的动作来达到养生的目的。"虎戏"体现虎之威猛，动作刚柔相济，其功效是调节气血、疏通经络、维持脊柱生理弧度，对防治肩、颈、腰、背等身体疾病有非常好的效果。

### 关键手型：虎爪

虎爪是五禽戏的基本手型之一。伸出双手，掌心向前，然后五指尽量全部分开，第一、第二指关节弯曲内扣，虎口撑圆，成抓东西的爪式，此时感觉力量就在手指的末端。

单独练习虎爪时，可坚持爪式5～8秒，然后拧拳，手指再自然放松，屈伸，自由活动后再变虎爪，重复练习即可。

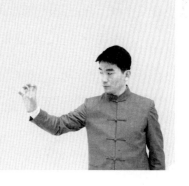

**动作要领**

虎爪手型的变化比较复杂，可以细化为撑掌、屈指、拧拳三个过程，练习时需感到力量积蓄于手指末端，手腕要松，上臂应有麻热酸胀感。

手成虎爪再变掌，这个动作做两下上臂多会有发热和发酸的感觉，因此动作可以增强握力，改善上肢远端关节的血液循环，所以当有手麻、手胀的时候可以练习虎爪这个动作。

## 第一个动作：虎举

**1** 目视两掌，两手掌心向下，十指向前撑开后握拳。

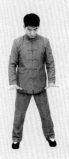 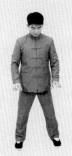 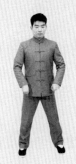

**2** 拧拳至拳眼相对，两拳缓慢上提至头上，随着两臂伸直，拳变掌，目视两掌。

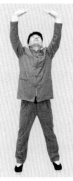

**3** 掌再变拳，下拉至肩部后，变掌下按，目视两掌。

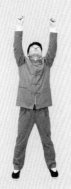 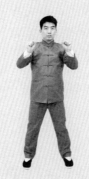 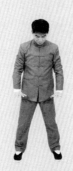

**4** 动作重复 3 遍后，两手自然垂于体侧，
目视前方。

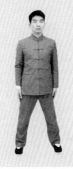

**[动作要领]**

虎举是脊柱由屈到伸，再由伸到屈的过程。要做到两手上举时"提胸收腹"的伸脊柱动作，必须先有"含胸松腰"的屈脊柱动作，即在两手抓握后的姿势应该是脊柱微屈，臀部内敛（即骨盆前倾），低头看手。两拳上提至胸前，由拳变掌，两掌向上托举，整个动作过程就是脊柱渐渐由屈到伸的过程。

**[功效]**

虎举手型的变化分为撑掌、屈指、拧拳三个过程。两臂的举起和下落可分为提、举、拉、按四个阶段，并将内劲灌注于动作的变化之中。两掌向上如同托举重物，提胸收腹，充分拔伸躯体，此时吸入清气；两掌下落如拉双环，含胸松腹，呼出浊气，气沉丹田。通过形体动作，让身体吸入清气，排除浊气，能够达到疏通三焦气机，调理三焦功能的效果。在虎举的练习中，由虎爪变拳，两掌两臂托举、下按等动作，是为了激活与调理三焦，改善呼吸和消化系统的功能。三焦是中医藏象学说中一个特有的名词，它具有运行元气、水谷和水液等功能。因此，练习虎举可以改善水液运行和水谷精微的输布，令元气通畅。

##  第二个动作：虎扑

**1** 两手呈虎爪，上提至肩上方，向上、向前划弧，掌心向下，同时身体随着做前扑状，目视前方。

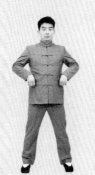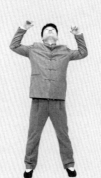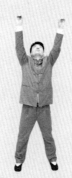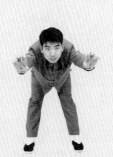

**2** 两腿屈膝下蹲，收腹含胸，两手向下划弧至两膝侧，随之身体重心向右移，右腿着力。

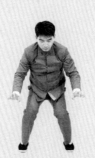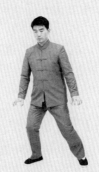

常练导引术，
提高免疫力

**3** 两手上提，随着左脚向前伸，两虎爪向前划弧，身体呈虎扑状。

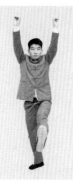

**4** 待左脚脚跟着地后，两手下落于身体两侧，身体恢复自然站立。

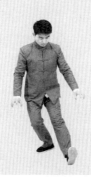
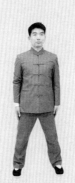

**5** 重复以上动作，不同的是伸右腿做虎扑动作。

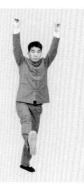

[动作要领]

　　虎扑动作是在身体前屈时做尽最大限度的伸脊柱动作，要求抬头、塌腰、尾闾（尾闾位于尾骨尖端和肛门的连线中点处）上翘、两手尽量前扑，模仿猛虎扑食的情景。

　　虎扑动作中，上身前俯，虚步下扑，都以气催力，力达指尖，表现了虎的威猛。该动作是"用力"和"放松"的交替练习，这可以促进全身气血的运行。虎扑动作在躯干前屈时再伸，加大了腰背肌肉的负荷，使腰背部的肌群得到了锻炼，同时能够使脊柱得到前后方向上较为充分的伸展折叠，可增强脊柱的柔韧性。这样脊柱及其周围的各个组织结构才能更好地抵抗外来的冲击和损害，使机体处于一种健康的状态。另外，适当伸展脊柱可以刺激脊柱旁的夹脊穴及足太阳膀胱经上很多重要的穴位，可起到增强体内脏腑功能的作用；脊柱的伸展折叠，也能有效地牵动任督二脉，从而使十二正经都能随之得到疏通。

## 第三个动作：调息

　　两掌向上，两臂缓缓上抬至胸部时，两臂屈肘，转掌心向下，十指相对，并随之下按，最后两臂自然下落于身体两侧。

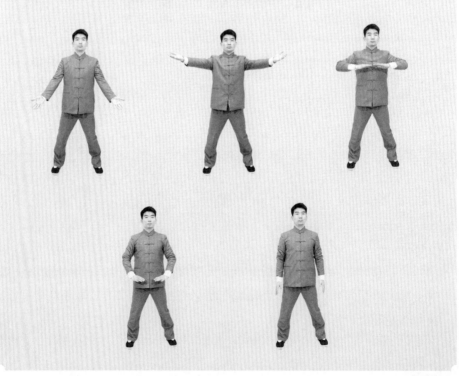

五禽戏的虎戏动作充分体现了虎刚劲威猛的特点，虎举和虎扑的动作刚柔相济，对三焦、脊柱、肝脏等有很好的调节作用。大家在练习虎戏时，呼气可以配着喊"嗨"声，这有助于开张肺气、强肾固腰，发声时，周身肌肉、筋腱、骨骼都会有紧张感，从而达到锻炼的目的。虎戏各种步法熟练之后，可变换练习，有利于增强关节的灵活性，对防治脂肪肝、高血压、老年性慢性支气管炎、腰背痛、颈椎病等有一定的效果。

## 知识链接：五禽戏之虎戏与养肝

五禽戏的中医养生作用主要与脏腑学说相关，其中五禽对应五脏，而虎戏主理肝脏，能疏肝理气、舒筋活络。

在练习虎戏中要求神发于目，虎视眈眈，两目随着举、扑的动作移动。中医认为"目为肝之窍"，双眼与肝脏联系密切。

其一，肝之经脉上连双目。足厥阴肝经自下而上，沿喉咙之后入鼻咽部，上行连于双眼而出于额后直达巅顶。

其二，肝之气血上濡于目。肝脏有造血、藏血的功能，人体各部位血量的增减与肝密切相关。其中，肝气的疏泄影响藏血，若肝气疏泄正常，肝血充盈，则气血源源上濡于目，眼睛供血充足，看物也会更加清楚。

其三，肝有病变常累及目。当人体肝脏气血不足，双眼会有干涩的感觉；肝血亏损，双眼看东西会不清楚，甚至会有夜盲病症；若肝经风热，人的眼睛会有发红，甚至痒痛；若肝脏上火发炎，眼睛会有肿痛的感觉；若肝阳上亢，看东西时间一长就会发晕；若肝风内动，看东西则会偏斜……总之，肝脏有疾，会直接反应在双眼。

现代医学亦认为，急慢性肝炎、肝硬化、肝癌等多种肝病均可引起眼科并发症。临床上肝病患者出现巩膜黄染、视物模糊、眼睛干涩、眼疲劳、眼花、复视等症状颇为常见。正如《黄帝内经·灵枢》中记载的"五脏六腑之精气，皆上注于目而为之精"意为五脏六腑的精气变化，会在眼睛之中有所体现。

虎视顺应了肝脏升发的特性，与整个动作相互配合可以很好地调节肝脏。

# 第二节　坚持鹿戏，补肾强腰精力足

当下社会最常见的两个有趣现象：男人总谈"肾虚"，女人总喊"减肥"。其实这两者都是现代人不健康的生活方式所导致的。谈论肾虚的男人们最常问的就是"吃什么补肾"；喊着减肥的女人们最常问的就是"吃什么能瘦"。其实，无论是肾虚还是肥胖，在中医看来都是病症，而中医又常说"药补不如食补，食补不如动补"，正确的运动才是保持健康的不二法门。

本节向大家分享五禽戏中的"鹿戏"。鹿戏动作不仅可以通过肢体运动强筋健骨、补肾强腰、振奋阳气，而且可以加快食物的消化速度，令血脉畅通，防止腰部脂肪沉积，从而达到减肥的效果，男女均适宜练习。

##  关键手型：鹿角

手掌与手臂相平，中指与无名指弯曲，
其余三指伸直，形似鹿角的分枝，故名。
在练习鹿戏时，两手同时做鹿角姿势，
向右（左）摆起，向左（右）旋转，模
仿鹿扭腰转体等动作。

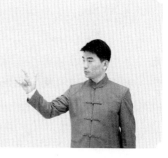

**动作要领**

1.鹿角是鹿戏的基本动作，在中指和无名指用力向下压的时候，要能感觉到全身的力量集中到伸直的三指上，模仿鹿角就是把气血先运到手指的末端。

2.双手变鹿角后，向上顶时，以能感受到从小指到腋下有筋脉抻拉感为佳。

　　鹿之所以能长寿，是由于其安静休息时，蜷曲而卧，首尾相接，接通了任督二脉。仿效鹿的动作特点和神态特征来练功，可起到填精益髓、延缓衰老之效。双手仿效鹿角，正是模仿了鹿好角抵、善于运转尾闾、神态安闲雅静的特点，通过对腰部、督脉、膏肓的锻炼达到振奋阳气、强腰壮脊、补肾健骨的目的。

## 第一个动作：鹿抵

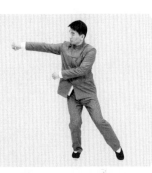

**1** 自然站立，两脚并拢，两手自然下垂。左脚开步，微屈膝，双手握空拳，随着身体重心右移，双臂向右摆动，左脚脚尖点地，目视右手。

**2** 重心移向右脚，左脚提起，拳变鹿角。随后左脚缓缓向左前方迈出。左脚落下时，鹿角随身体向左转（先转腰椎，再转胸椎），眼睛看向右手的鹿角。

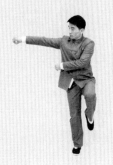
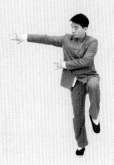
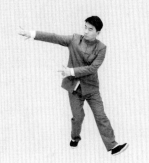

**3** 双手向前上方划最大圆弧到左侧，目视
左后方。

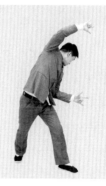

**4** 鹿角沿原路返回，目视右手的鹿角，身体随之转正，收回左脚。待两
臂下落于身体两侧后，鹿角变空拳。

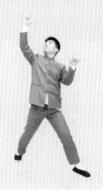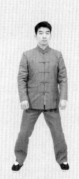

**5** 进行右式动作练习，动作与前面相同，只是方向相反。

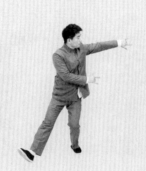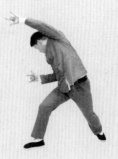

向左转动时，眼睛一定要看向右脚的脚跟，让腰部得到充分的伸展。两腿和腰部要用力，以能感觉到肌肉的紧张感为宜。

功效

鹿抵练习主要以腰部转动来带动上下肢的协调，腰部的侧屈、拧转，可使脊柱充分旋转，有利于增强腰部的肌肉力量，也可以防止腰部脂肪的沉积。目视后脚跟，可加大腰部在拧转时的侧屈程度，对腰椎进行锻炼，可防治腰椎小关节紊乱等症。同时转头的动作也加大了颈椎的活动程度，颈部的左右侧拧对颈椎也可以起到锻炼的作用，可有效防治颈椎病。

## 第二个动作：鹿奔

1  自然站立，双手握空拳，从身体两侧上提，同时，抬左脚。

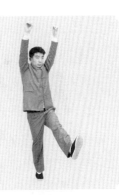

2  左脚向前下落，同时两臂向前划弧，手腕屈曲。

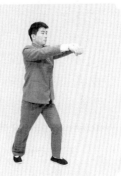

**3** 身体重心后移，左腿伸直，右腿屈膝，低头，弓背，收腹，同时两臂内旋，掌背相对，拳变鹿角，前倚身体。

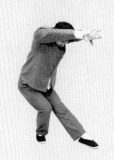

**4** 自然收回身体，恢复站立后进行右式练习，动作与左式相同，唯抬脚方向相反。

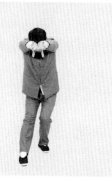

### 动作要领

1. 鹿奔动作需调匀呼吸，吸气时肚脐内收，提肛敛臀，含胸鼓腰，命门穴部位向后凸出。

2. 双手变为鹿角时，两肩内扣，自然低头，整个躯干形成一个弓形。呼气时身体还原，两肩放松下沉。

### 功效

鹿奔的动作特点是以腹部为中心的内含和外放，这样可以锻炼腰腹，有助于收腹减脂。两臂内旋前伸，肩背部肌肉得到牵拉，对颈肩综合征、肩关节周围炎等症有防治作用；脊柱尽力屈、伸，在松紧间对背力进行了锻炼，可增强身体的柔韧性，以及肌肉、韧带的抻拉能力。

鹿奔动作连贯起来，对脊柱后纵韧带进行抻拉，能矫正脊柱畸形，增强腰背部肌肉的力量；向前落步时，气充丹田，身体重心后坐时，气运命门，加强了人先天与后天之气的交流；重心后坐，整个脊柱后弯，内夹尾闾，命门后凸，打开大椎，有疏通督脉经气，振奋全身阳气的作用。

 **第三个动作：调息**

两掌举至胸的高度，屈肘，两掌内合下
按，然后自然垂于体前，目视前方。

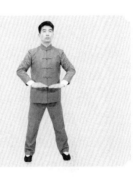

简而言之，肾是先天之本，练习鹿戏能够很好地达到强肾、补肾的作用，提高我们的精力和免疫力。

鹿抵时腰部左右扭动，尾闾运转，通过腰部的活动锻炼，刺激肾脏，起到壮腰强肾的作用。

鹿奔时胸向内含，脊柱向后凸，形成竖弓，通过脊柱的运动使得命门开合，强壮督脉。

### 养生智慧：五禽戏之鹿戏与补肾

五禽戏中"鹿戏"对应肾脏。"腰为肾之府"，肾藏精，督脉主一身之阳气，肾脏与督脉功能得到改善可以调节生殖系统功能。故常练鹿戏能防治由阳虚引起的一些虚寒症，如背寒肢冷、容易感冒、夜尿频多等。中医讲肾主骨，开窍于耳。所以练习鹿戏有活动腰胯、改善肾功能的作用，可明目聪耳、舒筋活络、滑利关节。鹿抵动作中，"身体左转，两掌成'鹿角'，肘抵靠左腰侧"抵靠左腰侧相当于按摩左肾部，有利于更好地纳气。因为肾主纳气，人体的呼吸功能虽为肺所主，但必须依赖于肾的纳气作用。

《类证治裁·喘病》说得好："肺为气之主，肾为气之根，肺主出气，肾主纳气，阴阳相交，呼吸乃和。"也就是说肺吸入之清气，必须下达于肾，肺的呼吸要保持一定深度依赖于肾的纳气功能。鹿戏能使肾脏纳气功能增强，对于气喘、呼多吸少的患者无疑是一个很好的运动处方。

## 第三节　力至熊戏，调理脾胃饮食佳

当今社会，"吃饭"成了一大难题。没钱吃饭的少，没时间吃饭的多；不缺大鱼大肉，缺合理饮食的习惯；找好吃的不难，吃舒服了不容易。尤其是年轻人处于快节奏的生活状态，往往是早上起晚了，干脆不吃了；中午在公司，凑合吃点就行；晚上怕积食亦怕胃酸伤胃，吃多吃少都不好。或许，这也正是越来越多的人得胃病的原因。殊不知，脾胃是人的根本，脾胃受损，一系列健康问题也会随之而来。

本节向大家推荐五禽戏里的熊戏，仿效熊之沉稳，让我们以稳定的内在状态，来对抗烦乱的外界生活。熊的动作虽然看起来笨拙拖沓，但熊戏却是笨中生灵，蕴含内劲。练习熊戏，不但能调理消化系统，还能缓解焦虑情绪，防治腰肌劳损和软组织损伤等。

### 关键手型：熊掌

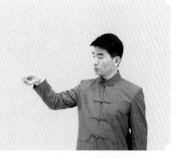

熊掌是熊戏的基本手型，需拇指压在示指指端上，其余四指并拢弯曲，每指第一和第二指关节弯曲，虎口撮圆，成空拳。

**动作要领**

拇指靠拢手掌，第一指节弯曲，其余四指并拢，每根手指的第一和第二指关节弯曲，不能与手掌接触，然后掌背向后拉紧，拇指向下压，示指向外开，矛盾用力，将虎口撮圆。

熊的特点是沉稳憨厚有力，此动作有内敛憨厚的感觉，但虎口蓄力，有一定威慑力。经常练习可以促进虎口及手指气血运行、缓解手腕部疼痛、祛除手臂邪气。练习时会感觉比较酸，松开以后感觉比较舒服。

## 第一个动作：熊运

**1** 自然站直，双脚开立，两掌握空拳成熊掌状，垂于下腹部，目视两拳。

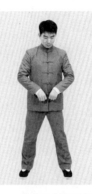

**2** 以腰腹为轴，上身做顺时针摇晃；两拳沿右肋、上腹、左肋、下腹部划圆，目随之环视。

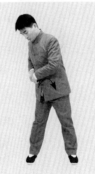

**3** 重复以上动作3遍后，上身沿逆时针摇晃3次。

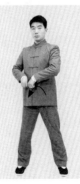

第五章

学五禽戏·耳不聋眼不花

131

**4** 最后两拳变掌下落于体侧，目视前方。

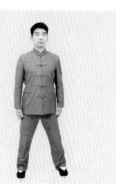

动作要领

1. 熊运的动作幅度不大，强调脏腑的内动，主要是为了按摩内脏器官。练习时要注意臀部固定，手臂和头颈随着躯干的运动而运转，躯干以肚脐为中心，先顺时针再逆时针做立圆旋转。

2. 注意手臂和头颈是随躯干运动而运转的，另外躯干向两侧旋转时不要向后转腰，要保持胸口始终朝向正前方。

**功效**

1. 熊运的基本原理是摩腹，在腰腹摇晃被动牵引下自然完成，根结动，稍结随，与传统功法中的晃丹田相似，但与我们一般讲的揉腹不尽相同。经常练习对肠鸣腹痛、背部酸痛等不适有很好的缓解效果。

2. 熊运中的腰腹立圆转动，对肝、脾、胃等脏腑功能可以起到很好的调节作用，对腰腿部肌肉、四肢也可以起到很好的锻炼作用。

## 第二个动作：熊晃

**1** 自然站直，双脚开立。（左式练习）握空拳成熊掌状，左髋上提，牵拉左脚离地，微屈左膝。

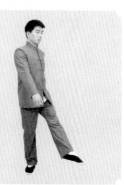

**2** 左脚向左前方落地，右腿伸直，身体右转，左臂内旋前靠，左拳摆至左膝前上方，右拳摆至体后，目视左前方。

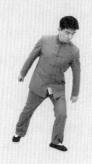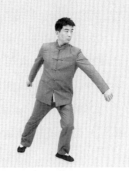

**3** 身体左转，右腿屈膝，左脚伸直，同时拧腰晃肩，带动右拳至左膝前上方，左拳摆至体后，目视左前方。

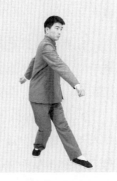

**4** 两臂前后摆动2次后开始右式练习，动作与左侧相同，唯方向相反。

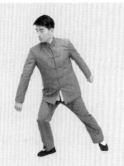

**5** 重复以上动作1遍，然后左脚上步，开步站立，两手自然垂于体侧。

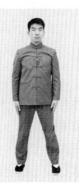

**动作要领**

1. 熊晃动作，通过缩髋来牵动大腿上提，需要按照缩髋、起腿、屈膝的顺序来进行，大腿丝毫不用力。在向前迈步时，身体重心同时向前移动，落步时，全脚掌踩实。

2. 此动作看似简单，实则是五禽戏中最难操作的一个动作，起初练习时可分解放慢，熟练后再连贯操作。

**功效**

1. 熊晃动作的力量、幅度都较大，练习时全身重要关节几乎都参与协调运动，可活络全身经脉，有助于调和肝、脾，防治消化不良、腹胀、不思饮食、便秘、腹泻、腰肌劳损、下肢无力等症。

2.《黄帝内经》记载："邪在肝，则两胁中痛。"两胁为肝经所过，是人体平时较少活动到的部位，同时也是很容易受到损伤的部位。熊晃动作可以弥补人平常各种姿势的不足，通过对两胁部位的挤压按摩，起到调达肝经、舒缓情绪的作用。

## 🪭 第三个动作：调息

两掌举至胸，屈肘，两掌内合下按至下腹部，而后两臂自然垂于体侧，目视前方。

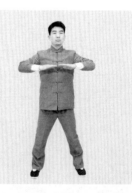

众所周知，脾胃为后天之本，饮食的受纳、转输都依赖其功能，然而，脾胃在腹腔之内，一般肢体的动作较难对其功能产生影响。而本节推荐的熊戏通过两拳划圆来引动腰部、腹部的摇晃，当向上摇晃时，提胸收腹，充分伸展腰腹；向下摇晃时，含胸松腹，挤压脾、胃、肝等中焦区域的内脏器官，增强脾胃的运化功能。勤加练习，相信一定可以让你远离肠胃疾病，胃口好，身体自然就好。

### 养生智慧：五禽戏之熊戏与健脾

五禽戏中的熊戏主理脾胃，能调理消化系统，固护中焦。在中医藏象学说中，脾胃为后天之本，人出生后，所有的生命活动都有赖于后天脾胃摄入的营养物质，二者相互表里。脾的主要生理功能有：主运化，指脾具有把水谷化为精微，将精微物质吸收、转输至全身的生理功能；主统血，指脾有统摄血液在脉内运行，不使其逸出脉外的作用；主升清，指脾气上升，将其运化的水谷精微向上转输于心、肺、头目。简单来说，脾胃消化食物所得到的营养，经过吸收后进入血液，血液由心脏供给全身，同时伴随肺部呼吸提供的氧气，为身体骨骼、肌肉、经络、器官等所有活动提供动力。

胃的功能是主受纳，腐熟水谷，即接收、储存及帮助消化食物。《难经·三十一难》记载："中焦者，在胃中脘，不上不下，主腐熟水谷。"《灵枢·营卫生会》记载："中焦如沤。"形象地描绘了胃中腐熟水谷，犹如浸泡沤肥之状。胃主受纳腐熟水谷，必须和脾的运化功能相配合，才能使水谷化为精微，化生气血津液以供养全身，维持机体的生命活动。五禽戏中的熊戏，正是巧妙地利用了构成腹腔的腰、腹、胁部位的运动，起到增强脾胃运化功能的作用，从而达到唤醒脾胃、锻炼脾胃、强化脾胃的神奇功效。

## 第四节　巧练猿戏，肩颈舒缓少病痛

如今人们天天坐在办公桌前一动不动，眼睛长时间盯着电脑屏幕，一天下来，肩膀、颈椎压力极大，大量的脑力劳动耗伤心神和气血，加之长期维持一个动作，气血更加阻滞不行，故常见肩周炎、颈椎病等问题。

本节向大家推荐五禽戏中的猿戏，仿效猿猴灵巧多动的特征，外练肢体的轻灵敏捷，内练精神的宁静从容，从而达到"外动内静""动静结合"的境界。通过猿戏中猿摘和猿提两个动作，使颈肩部肌肉得到锻炼，该部位的气血也得到流通，坚持长期锻炼，可缓解颈椎病、肩周炎等困扰。

### 关键手型：猿勾

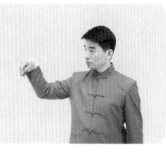

五指撮拢，屈腕，如猿猴的双手。
练习时可以保持猿勾动作，手臂向正前方
伸直，然后打开手指，变掌，然后再次变
成猿勾缩回到胸前，循环5次。

**动作要领**

1.猿勾是猿戏的基本动作，猿猴的勾手灵活有力，所以在练习的时候腕关节要尽量地勾回来。

2.猿勾前推、侧展、收回的动作应缓慢、有力，幅度尽可能大。

**功效**

1.做猿勾动作时手腕紧张有力，气血就会到达手部。

2.前推、侧展、收回三个动作可抻拉胸前肺部经脉，同时缓解肩颈酸痛。

### 第一个动作：猿提

1　自然站直，两脚开立与肩同宽。（左式动作）两手掌心向下按于腹前，然后迅速变成猿勾，手、肩、头、脚跟同时上提，收腹提肛，整个肩颈缩在一起，如猿猴提起勾手的样子。

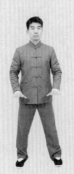
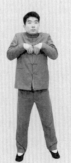

**2** 头缓缓向左转，目随头动。

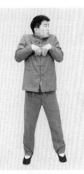

**3** 头缓缓转正，两肩下沉，松腹落肛，脚跟着地。同时，猿勾变掌，掌心向下，两掌沿身前下按，落于体侧，目视前方。

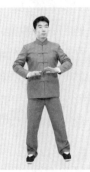

**4** 做右式动作，动作与左式相同，唯方向相反。

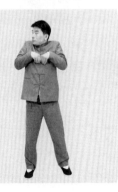

**动作要领**

1. 两掌上提吸气时，稍用力提起会阴部；两掌下按呼气时，放松会阴部。
2. 猿提注意耸肩、缩胸、屈肘、提腕的幅度一定要大。

**功效**

1. 猿提动作通过缩颈、上提肩胛骨，使得颈肩部的肌肉紧张起来，气血容易集中在这里，从而使受损、僵化的肌肉气血重新流通起来，恢复到正常状态。

2.在做猿提缩颈、夹肘、收腹、转头等动作时，松紧适度，可增强呼吸功能、按摩心脏、改善供血，使全身气血顺畅流通。

##  第二个动作：猿摘

**1** 自然站直，两脚开立与肩同宽。左手变成猿勾放在左侧的腰间，左脚向左后撤半步，右手向右前方自然摆起，划弧至眼眉处，反手"搭凉棚"，形成猿猴远眺的动作，注视右上方。

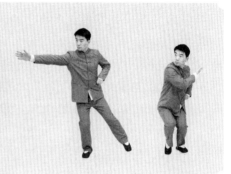

**2** 右手划弧，划向身体后方，像拨开所有的树枝，然后右脚向前迈一大步，左手前"摘"，像轻轻拿住桃子一样，再缓缓拿回来，托于身前欣赏。

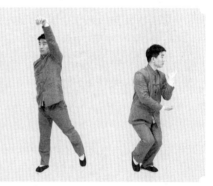

**3** 以上动作重复3次后，做反方向动作3次。

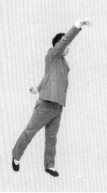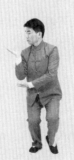

猿摘既有屈膝下蹲、上步采摘等腿部的动作，也有屈肘托捧、划弧钩提的手臂动作，同时配合左顾右盼、目随手动。整套动作接连不断，重在神似，在练习时才可以体会其深远意境。

功效

1. 猿摘动作敏捷，左右交替顺畅悠然，有利于颈部运动，促进脑部血液循环，缓解神经紧张。

2. 五指的经络连接五脏六腑，因此手指的动作经过猿钩、变掌、托捧、握固多次变换，对活跃脏腑，尤其对愉悦心灵有很大帮助。

3. 手三阴经、手三阳经在手部交汇，我们运动手指时，就可以锻炼到手三阴、三阳经，促使气血通畅。

## 第三个动作：调息

开步站立，双脚与肩同宽，两腿直立，双手变掌举至胸，屈肘，两掌内合下按于下腹部后自然垂于体侧，目视前方。

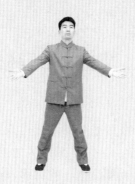
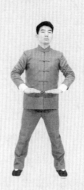

可以看出，猿戏的动作变化相对复杂。上下肢有较多的动作变换；躯干有团缩、舒放的变化；两肩有上耸、下沉的变化；手臂有屈曲、伸展的变化；手型有掌、钩、握固的变化；站立有提踵、落踵的变化；步型有弓步、丁步、虚步的变化；步法有前跃、后退的变化；速度也有快慢的变化……因此，在

练习猿戏时一定要有耐心，意守丹田，形随意走。当能够熟练掌握这些动作变化且练习起来游刃有余时，相信您的身体已经变得非常灵活，肩颈僵硬、疼痛的困扰也早已康复了。

## 养生智慧：五禽戏之猿戏与调心

五禽戏中猿戏对应心脏，能涵养心性、愉悦心灵。从中医角度来说，心主神志，古人认为，人类的一切思想活动都由心来主宰，心主管人的精神、意识和思维能力，心具有接受和处理外来信息的能力。如《灵枢·本神》中记载："所以任物者，谓之心。"所思所想由心而发，为心所主。而心是灵活机敏的，所以思想没有界限，古人云"心猿意马"，就是说心是难以控制的，像猿猴一样机敏快捷。孙悟空一个跟斗十万八千里，说的也是心的特点。而我们锻炼的目的是锁心猿，锁心猿就是要让这个灵活的心脏集中、专注，通过将注意力集中在动作上，来控制心神与神志，令气血向我们想锻炼的地方去，使得机体得到修复，这就是锁心猿的意义所在。

同时，心为君主之官，主神志、主血脉，为五脏六腑之大主，所以养心的锻炼方法对身体的姿势、步法的变化、手型的转换都有更高的要求。练习时，呼吸、眼神和动作要紧密配合，只有注意力集中在每一个动作上，既不外驰，也不固守，才能由外而内锻炼心脏，由内而外滋养身躯。

## 第五节　学练鸟戏，改善呼吸人轻盈

随着年龄的增长，人体消化系统与呼吸系统的功能逐渐衰退，所以很多人上了年纪后的第一反映就是消化不好、呼吸不畅，整个人的感觉就是"发沉"。众所周知，鸟类因为运动量多，肢体活动幅度大，吃得多，排泄多，而且呼吸系统尤为健康，身材也轻盈自若。所以，中医很多保健动作都效仿鸟类，以便于通过肢体运动来增强消化能力，恢复呼吸功能。

本节向大家推荐五禽戏中的鸟戏，其动作取形于鹤，一来可以提高人体的平衡力；二来可以改善呼吸功能，增强肺活量，通气活血。长期坚持练习可使身体轻盈敏捷，呼吸顺畅，提高免疫力。

 **关键手型：鸟翅**

在五指稍张开的基础上，做拇指、示指、
小指上翘的动作，无名指、中指并拢，并
向下压。

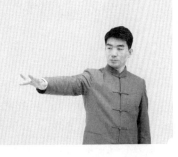

**动作要领**

　　手指的力要到达指尖，随着身体动作腕关节灵活摆动，整个手型如鸟
的翅膀在扇动。

**功效**

　　鸟翅一方面展现了鸟的轻盈，一方面通过手指上翘、下压的动作，催
动力达到指尖，使手三阴经、手三阳经通达调畅。让练习者能享受鸟儿振
翅高飞的自由与舒畅。

 **第一个动作：鸟伸**

*1* 自然站直，两脚开立，两腿微屈，两掌
　　在身前相叠。

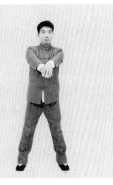

**2** 两腿屈膝，两掌举至头上方，指尖向前。身体微前倾，提肩，挺胸，塌腰。目视前下方。

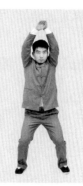

**3** 两掌相叠下按，手掌变为鸟翅，随之摆至身后，身体重心右移，左脚向后蹬。抬头，伸颈，挺胸，塌腰，目视前方。维持鸟伸动作几秒后，左脚下落，开步站立，两手自然垂于体侧。

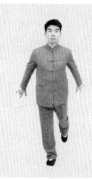

**4** 重复以上动作，只是换成右脚向后蹬。

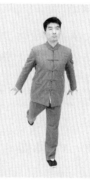

**动作要领**

1.做鸟伸动作要掌握两手上抬和下按的路线，上抬至头顶时要注意头、肩、背、臀的姿势，下按时要注意身体姿势随之发生变化，由紧张趋于放松，同时屈膝，重心发生转移。手向后伸和脚向后蹬是同时进行的，要特别注意手型和两臂的角度，以及身体的姿势。

2.鸟伸动作遵循"提吸落呼"的呼吸方式，两臂上提时吸气，放松回落时呼气。上提时吸气缩胸，收腹敛臀，下落时放松呼气，舒展胸廓。

鸟伸动作中的两掌上举、后摆，身体反弓，松紧交替，起到了沟通任督二脉的作用。因为任脉总任一身之阴经，可调节阴经气血，为"阴脉之海"；督脉总督一身之阳经，可调节阳经气血，为"阳脉之海"。沟通任督二脉，可以疏通全身经络，有利于提高免疫力，调节体内阴阳平衡，益寿延年。

## 第二个动作：鸟飞

**1** 接上一式动作，（左式动作）两腿微屈，两掌（成鸟翅状）从身体两侧摆至腹前，身体重心右移，右腿伸直，左腿屈膝，提起左脚，脚尖向下。提起脚尖的同时，两掌（成展翅状）在体侧平举，如鸟儿展翅，目视前方。

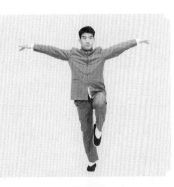

**2** 左脚落至右脚旁，脚尖着地，两腿微屈，两掌下划合于腹前，如鸟儿扇动翅膀。

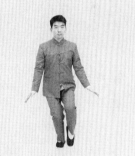

**3** 右脚伸直，左腿屈膝，继续提起左脚，脚尖向下。随着提起左脚，两掌上举至头顶上方，目视前方。然后左脚落至右脚旁，脚掌着地，两腿微屈，两掌合于腹前，如鸟儿大幅度扇动翅膀。

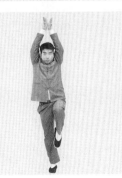

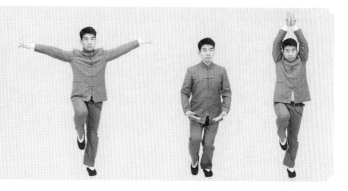

**4** 进行右式动作练习，手臂动作一致，只是换成上提右脚。

1. 鸟飞的动作要着重掌握两臂向上举起时的姿势，包括平举和上举，以及在举起和下落时的手型变化，并要注意上下肢的协调配合，在平举向上举转化时，有一个脚尖点地的过渡动作，抬腿时，脚尖自然下垂。

2. 鸟飞动作同样遵循"提吸落呼、开吸合呼"的呼吸方式，两臂上提、两手张开时吸气，放松回落时呼气；上提时吸气缩胸，收腹敛臀，下落时放松呼气，舒展胸廓。

**功效**

1. 鸟飞动作中单腿伸直独立，另一条腿屈膝提起，小腿自然下垂，同时两掌成展翅状。这个动作对人体的协调性能起到很好的锻炼效果，可增强平衡能力。

2. 鸟飞动作配合"提吸落呼、开吸合呼"的呼吸吐纳方式，能有效提高心肺功能，促进气血循环。

**第三个动作：调息**

开步站立，两臂向前伸直，掌心向上，举至胸部高度时，屈肘，两掌内合下按，掌心向下，下按至下腹部后自然垂于体侧，目视前方。

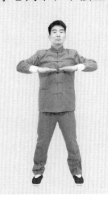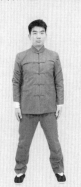

鸟戏的动作，吸取了仙鹤悠然自得、昂然挺拔的神韵。在鸟伸、鸟飞两组动作中，练习者通过手臂上提、下合，颈部前伸、后缩，胸部开合，腰腹转动等动作模仿仙鹤展翅飞翔，不仅动作优美，而且起到了提高人体心肺功能，增强协调能力的作用。坚持练习鸟戏，不仅可以通过大幅度伸展的肢体动作来加强呼吸深度，促进气的运行，同时还可以练习平衡能力，加强肠胃蠕动，促进消化功能。

### 养生智慧：五禽戏之鸟戏与养肺

五禽戏中的鸟戏主理肺脏，能补肺宽胸，调畅气机。所谓"气机"，指人体气的运动。气主要有升、降、出、入（或升、降、开、合）四种基本运动形式。人体的脏腑、经络等，都是气运动的场所。不同脏腑之气有着不同的运动形式，如肝、脾主升，胃主降等，从整个机体的生理活动来看，升和降、出和入之间必须协调平衡，才能维持正常的生理活动。

气的升、降、出、入运动之间的协调平衡，称作气机调畅；升、降、出、入的平衡失调，即气机失调的结果。气机失调有多种形式，例如，由于某些原因，气的升、降、出、入受到阻碍，称作气机不畅；在某些局部发生阻滞不通时，称作气滞；气的上升太过或下降不及时，称作气逆；气的上升不及或下降太过时，称作气陷；气不能内守而外逸时，称作气脱；气不能外达而结聚时，称作气结。

升发太过，则容易造成气机上逆、阴虚阳亢，有可能发生消渴症、高血压等疾病；过于沉降，人体清阳之气没有输布到头部的话，也可能造成神疲乏力、无精打采等症状。鸟伸动作中的两掌上举，吸气，能够扩大胸腔；两手下按，气沉丹田，有利于呼出浊气。鸟飞通过两臂上下运动改变胸腔容积，再配合呼吸即可起到按摩心肺的作用。如果勤加练习，可以提高呼吸系统功能，养护心肺，对胸闷气短、呼吸粗重等症状有很好的改善效果。

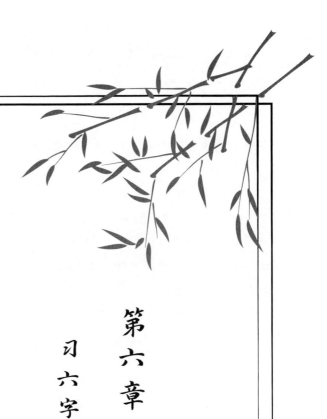

第六章

习六字诀，气血通精神好

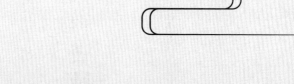

  六字诀又称"六字气诀",最早记载于南北朝时陶弘景所著的《养性延命录》中。该方法以呼吸吐纳为主,以简单肢体动作为辅,在众多导引术中独具特色。

  六字诀在《诸病源候论》《千金要方》《遵生八笺》《道藏·玉轴经》等中医学经典著作中都有记载,以"呬、呵、呼、嘘、吹、嘻"六个字不同的发音口型,唇齿喉舌不同的用力程度,牵动不同的脏腑经络,促进其气血的运行,吐出脏腑之浊,吸进天地之清,同时通过控制呼吸并辅以肢体动作,不仅能调节人的精神意识和思维活动,还可以改善脏腑功能,增加肢体灵活性,进而达到益气养血,气血通畅,身心安康的最佳状态,从而综合提高人体免疫力,增强体质,预防疾病。

  大家可根据自身状况,选择六字诀进行统一练习或单字练习,两种都能由内而外地改善或增强脏腑功能,以气导血,气血两旺,精神百倍。

六字诀完整演示

# 第一节　六字诀的基础知识

传统医学认为，人在气中，气在人中，天地万物的生存都依赖气。气聚生，气散死；气旺健，气衰老；气逆病，气顺瘥，得气理者寿。六字诀恰是以吐纳为主，辅以肢体动作，导引体内脏腑功能，强健体魄。古人胡文焕在《类修要诀》里用一首诗来总结六字诀的养生要点："肝若嘘时目睁睛，肺知呬气手双擎；心呵顶上连叉手，肾吹抱取膝头平；脾病呼时须撮口，三焦客热卧嘻宁。"由此可见，六字诀中每个字分别都与一两个脏腑器官密切联系，辅以恰当动作，便可达到养生保健的功效。

本节向大家分享六字诀的两点基础要求：其一，六字诀的口念顺序；其二，练习六字诀的基本动作，即"预备势"与"起势"。大家掌握好这两点，可为后期有针对性地练习六字诀做好充足准备。

 **六字诀的吐字顺序**

关于六字诀的练习顺序，历史上有三种代表性的论述：

其一，南朝陶弘景的《养性延命录》。书中写道："以上十二种调气法，依常以鼻引气，口中吐气，当令气声逐字，吹、呼、嘘、呵、唏、呬、吐之。"此顺序，跟孙思邈的《千金要方》中的顺序是一样的，起于心，依五行相克的顺序进行练习。

其二，宋代邹朴庵的《太上玉轴六字气诀》。其练习的顺序就发生了变化，呈现出相克向相生方向的转化。就只有"呬""嘘"之间还是相克，表示起于五行之心火，取先泻心之火毒的意思。

其三，明代冷谦《修龄要旨》中记载《四季却病歌》。书中写道："春嘘明目木扶肝，夏至呵心火自闲，秋呬定收金肺润，肾吹惟要坎中安，三焦嘻却除烦热，四季常呼脾化餐。"这是按照四季循环，五行相生顺序来排列的。

借鉴先贤智慧，在练习六字诀的过程中，若以治病为主要目的，应以五行相克的顺序练习：呵→呬→嘘→呼→吹→嘻；若以养生为主要目的，则应按五行相生的顺序练习：嘘→呵→呼→呬→吹→嘻。而咱们介绍的六字诀，使用的就是后者的顺序。

需要谨记：无论练习哪一种顺序，都不能够随意更改、调换。因为六字诀中六个字的次序是根据中医五行生克理论排列的。不宜变更颠倒，要按次序练习。

　　练习六字诀养生法不能急于求成，需要循序渐进。建议先熟悉掌握预备势与起势，此二者在六字诀的综合练习、分字练习中都会用到，是六字诀养生保健法的基础。

 **预备势**

先两脚并拢站立，然后左脚向左侧移动半步，两脚距离约与肩同宽，松静站立。头正颈直，下颌微收，竖脊含胸，两臂自然下垂，周身中正。唇齿合拢，舌尖放平，轻贴上腭，目视前下方。

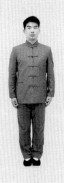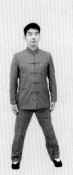

**动作要领**

1. 头正颈直、下颌微收，竖脊含胸，两膝微屈，松静站立。
2. 唇齿合拢，目视前下方，面带微笑。

**功效**

1. 可起到集中注意力，养气、安神，消除疲劳及内心焦虑的作用。可使练习者身体放松，心平气和，渐入练功状态。
2. 具有沟通任督二脉，促进全身气血运行的作用。

常练导引术，提高免疫力

## 起势

**1** 接预备势最后一个动作。屈肘，两掌十
指相对，掌心向上。

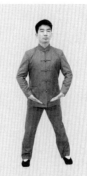

**2** 两掌缓缓上托至胸前，约与两乳同高。

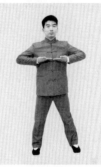

**3** 两掌内翻,掌心向下,
缓缓下按至腹前。

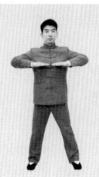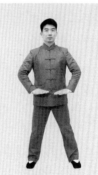

**4** 微屈膝下蹲，同时两掌缓缓向前拨出，
至两臂成圆。

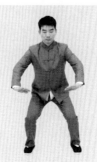

**5** 转两掌心向内，随着起身，两掌虎口交
叉相握并缓缓收拢至肚脐前。静养少许，
自然呼吸，目视前下方。

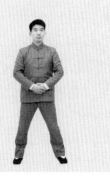

**动作要领**

1. 注意此时呼吸采用"鼻吸鼻呼"的方式。

2. 两掌上托、收拢时吸气，下按、向前拨出时呼气。

3. 双手上托、下按、外拨、收拢等动作与人体气机的上升、下降、打开、闭合相对应，通过外在的动作可导引体内气机的运行。

**功效**

1. 通过两掌托、按、拨、拢及下肢的节律性屈伸，配合呼吸，外导内行，协调人体"内气"的升、降、开、合，促进全身气血畅旺，为以下各式的练习做好准备。

2. 腰膝关节柔和的节律运动，有利于改善和增强中老年人的腰膝关节功能。

对一般的练习者来说，六字诀的呼吸方法，要求初学时用自然呼吸法，待动作熟练后再配合逆腹式呼吸法。六字诀采用逆腹式呼吸法的基本要领是鼻吸口呼。鼻吸气时，胸腔上升并向外扩张，腹部随之内收，气聚汇于膻中；口呼气时则与此相反，胸腔下降及内收，腹部则往外扩张。

# 第二节 嘘字诀，平肝气

嘘字诀对应的脏腑器官是肝。肝脏位于人体右上腹，外面有肋骨拼接形成的一块"盾牌"保护。由于人体主要是靠肝脏来负责代谢，很多人将肝脏比喻成人体内的"巨型化工厂"，这个"化工厂"不仅负责分泌胆汁，储藏糖原，调节蛋白质、脂肪和碳水化合物等，还有解毒、造血和凝血等重要作用。

本节主要引导大家练习六字诀中的嘘字诀，希望能够帮助大家养肝护肝，调和代谢。

 **读音**

嘘读音为 x ū，平声，属牙音。

 **动作**

**1** 接起势最后一个动作，两手松开，掌心向上，小指轻贴腰际，向后收到腰间，目视前下方。

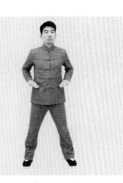

**2** 两脚不动，身体左转90度，同时右掌由腰间缓缓向左侧穿出，至约与肩同高，并配合口吐"嘘"字音，目视右掌方向。

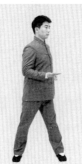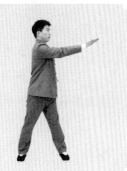

**3** 右掌沿原路收回腰间，同时身体转回正前方，目视前下方。接着身体右转90度，同时左掌由腰间缓缓向右侧穿出，至约与肩同高，并口吐"嘘"字音，目视左掌方向。左掌再沿原路收回腰间，同时身体转回正前方。

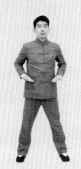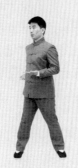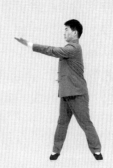

**4** 重复第1～3动作，左右穿掌各做3遍，共吐"嘘"字音6次。

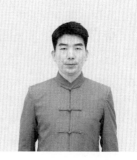

### 动作要领

1.发声吐气时，两唇和牙齿稍微张开，舌头放平，上下槽牙（即磨牙）中间留有缝隙，槽牙与舌两边也留有空隙。气息主要经舌两边及槽牙间的空隙慢慢呼出体外，口中发"嘘"字音。

2.穿掌时口吐"嘘"字音，收掌时鼻吸气，动作与呼吸应协调一致。

3.向左右穿掌时，中轴线保持不动，身体在旋转中上升，两掌收回时身体在旋转中下降。

4.穿掌时，目随掌走，然后目视远方。

1.嘘字诀与肝相应，口吐"嘘"字音具有泄出肝之浊气、调理肝脏功能的作用。同时，配合两目圆睁，还可起到疏肝明目的功效。

2.掌心向上从腰间向对侧穿出，一左一右，交替练习，外导内行，使肝气升发，气血调和。

3.身体的左右旋转，不仅使腰膝部及腹内的组织器官得到锻炼，提高消化能力；同时还使人体的带脉得到疏通与调节，全身气机得以顺利升降。

中医认为"肝主两肋"，也就是说肝气的聚集处是两肋。肝脏主导着情绪中的怒气，俗话说"大动肝火"，就是因为怒气由肝而发。如果动怒太过，许多人还会觉得肝部疼痛，而一个人生起气来，难免会怒目圆瞪，这也正应了"肝开窍于目"的说法。所以在练嘘字诀时，穿掌要两目圆睁，眼睛看着手指的前方，从而调息以养肝，将体内怒气排出。因肝主调达，穿掌伸臂，有助于气的升发，运化气血，营养周身。

## 第三节　呵字诀，调心神

呵字诀对应的脏腑是心。我们常说的"心情"二字，可以理解为"心脏与情绪息息相关"，虽然情绪是一种精神活动，但它也影响着心脏跳动。例如，我们紧张、愤怒时会心跳加快，放松、开心时心跳则舒缓稳定。很多时候，我们会把心脏比喻成身体的发动机，那么，我们也自然希望它可以稳定地工作，更加地耐用。

本节主要引导大家练习六字诀中的呵字诀，希望能够帮助大家舒缓心情，身心愉悦，养心活血。

呵读音为 hē，平声，属舌音。

**动作**

**1** 接嘘字诀最后一个动作。吸气，两掌平伸，掌心向上，小指轻贴腰际微上提。两肘向后上提，指尖朝向斜下方，随后屈膝下蹲，同时两掌缓缓向前下约45度方向插出，目视两掌。

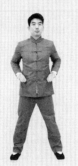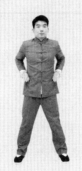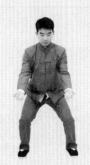

**2** 两掌小指相靠，掌心向上成"捧掌"，约与肚脐相平，目视两掌心。

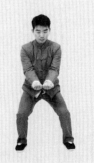

**3** 两膝缓缓伸直，同时屈肘，掌心向内，两中指约与下颏同高，目视前下方。

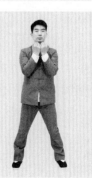

常练导引术，提高免疫力

156

**4** 两肘外展，约与肩同高，同时两掌内翻，掌指朝下，掌背相靠。然后两掌缓缓下插，目视前下方。从插掌开始，口吐"呵"字音。

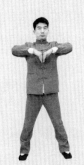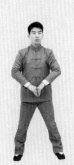

**5** 两掌下插至肚脐前时，微屈膝下蹲，同时两掌内旋外翻，掌心向外，缓缓向前拨出，至两臂成圆后旋腕，转掌心向上。

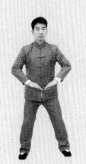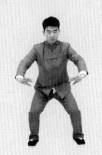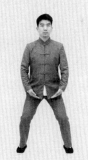

**6** 重复第 2 ~ 5 动作 5 次，共发出"呵"音 6 次。

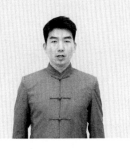

**动作要领**

1.发声吐气时，两唇和牙齿张开，舌头稍微后缩。气息主要经舌面与上腭之间缓缓呼出体外。

2.两掌捧起时鼻吸气，插掌、外拨时呼气，口吐"呵"字音。

3.翻掌时要用小指带动手掌，重点在神门、劳宫两穴，同时配合眼神的变化。

**功效**

1.中医认为，呵字诀与心相应，口吐"呵"字具有泄出心之浊气、火气，调理心脏功能的作用。

2.通过捧掌上升、翻掌下插，外导内行，使肾水上升，以制心火；心火下降，以温肾水，达到心肾相交，水火既济，调理心肾功能的目的。

3.两掌的捧、翻、插、拨，肩、肘、腕、指各个关节柔和连续的屈伸旋转运动，也锻炼了上肢关节的柔韧性、功能的协调性，有利于防治中老年人的上肢骨关节退化等病症。

中医认为，喜悦的情绪是从心中发出的，那么在练呵字诀时，就要保持喜悦的心情。把平时工作、生活、人际关系上那些不顺心的事，统统丢到一边。舒展眉头，放松肌肉，轻轻松松地调理心脏的功能。坚持练习呵字诀能帮助我们去除心火，对于心悸、心绞痛、失眠、健忘、出汗过多、舌体糜烂、舌强语謇等病症都有一定的辅助疗效。

## 养生智慧：爬楼实验测测你的心脏功能

心脏功能的好坏可以通过爬楼实验来自我测试。不乘电梯，也不借助楼梯扶手，保持稳定的速度，从一楼一口气走到六楼。如果可以心跳不加速、不大喘气，那心脏功能是强大的；如果觉得非常吃力，等走完楼梯，脸也红了，心脏怦怦地乱跳，大口大口地喘着气，甚至大汗淋漓，像是刚刚完成1000米跑步比赛一样，那就提示我们要小心了，心脏功能可能已经下降。如果还不加以保养、调理，很可能就会演变为心脏疾病。而随着年纪越来越大，罹患心脏疾病的风险也越来越大。

## 第四节　呼字诀，和脾胃

呼字诀对应的脏腑是脾。当今社会，"胃病"仿佛成为一种常态，而当我们到医院检查时，又往往发现"病不单在胃"，多为"脾胃失和"。其实，脾的位置在胃部后面，它对应的情绪是"思"。饮食不规律容易导致胃病，因为生活、工作中的烦心事而思虑过重也容易引起脾脏不适。中医理论认为，脾胃一阴一阳，一升一降，两者需功能协调方能获得健康。

本节主要为大家介绍六字诀中的呼字诀，希望能够帮助大家醒脾健胃，脾胃调和。

### 读音

呼读音为 hū，平声，属喉音。

### 动作

**1** 接呵字诀最后一个动作。两膝缓缓伸直，同时两掌缓缓向肚脐方向合拢，至肚脐前约 10 厘米。

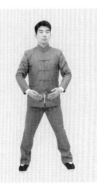

159

**2** 微屈膝下蹲，同时两掌向前、向外展开，两臂撑圆。在两臂展开时口吐"呼"字音。吐"呼"字音结束后，两膝缓缓伸直，同时两掌缓缓向肚脐方向合拢。

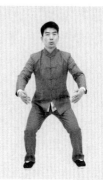

**3** 重复第 1 ~ 3 动作 5 遍，本式共吐"呼"字音 6 次。

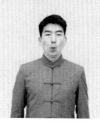

**动作要领**

1. 发声吐气时，口唇撮圆，将舌体稍微下沉，气息主要从喉部呼出后，经撮圆的口唇中间慢慢呼出体外。

2. 两掌向肚脐方向收拢时吸气，整个身体都向肚脐方向收拢，向外展开时口吐"呼"音，整个身体以肚脐为中心向外撑开。

**功效**

1. "呼"字诀与脾脏相应，口吐"呼"字具有泄出脾胃之浊气、调理脾胃功能的作用。

2. 通过两掌与肚脐之间的开合，外导内行，使整个腹腔有较大幅度的舒缩运动，具有促进肠胃蠕动、健脾和胃、消食导滞的作用。

由于脾脏与"思"的情绪相关联，所以在练习呼字诀的时候，要精神内敛，思而不忧（忧属病态）。发音配合动作，意念随动作一开一合，最好整个腹腔形成较大幅度的舒缩运动，以便促进肠胃蠕动，助水谷之气的运化。坚持练习，对食欲不振、消化不良、唇焦干裂、口腔异味，以及恶心反胃、吐酸水等症状有很好的缓解作用。

## 养生智慧：七情与健康

人有喜、怒、忧、思、悲、恐、惊七种情志，正常情况下，这七种情志对人体维持正常生理活动起着协调作用。如喜能使气血畅达，营卫通利，心气愉快；怒为发泄之志，有助于肝气疏泄条达；思则心有所存，神有所归。但假如遭受忽然强烈或是反复持久且不良的精神刺激，超过个体的耐受能力则可引起紧张状态，内伤脏腑，发生精神及躯体疾病。

《黄帝内经》中写道："人有五脏化五气，以生喜怒悲忧恐。"说明情志活动和脏腑气血密切相关。情志活动的产生必须以五脏精气作为物质基础，情志活动是各脏腑功能活动的一种表现。五脏藏精化气生神，神接受客观事物的刺激而产生各种功能活动，神动于内，情现于外，这便是五脏主五神产生情志活动的全过程。《黄帝内经·阴阳应象大论》指出，肝在志为怒——怒伤肝；心在志为喜——喜伤心；脾在志为思——思伤脾；肺在志为忧——忧伤肺；肾在志为恐——恐伤肾。分别阐述了"喜、怒、思、忧、恐"不同情志的变化对"心、肝、脾、肺、肾"各脏腑有相应的影响，过则伤其脏腑；反过来，脏腑气血的变化，也会影响情志的变化。

本节重点讲的是呼字诀调理脾脏功能，因此与思关系最为密切，如果思虑过度，或所思不遂，会影响机体正常的生理活动，导致气滞或气结。思虑太过，妨碍脾气的运化功能，致使脾胃之气结滞，脾气不能升清，胃气不能降浊，脾胃正常的消化、转运、排泄功能出了问题，则会出现不思饮食、脘腹胀闷、头目眩晕等症。

# 第五节 呬字诀，增肺气

呬字诀对应的脏腑是肺。肺在人体的胸腔，中医认为，肺脏"主一身之气"，是人全身元气的主宰。肺脏对应的情绪是"悲"，如果一个人整天悲伤忧郁、凄凄惨惨戚戚，肺部就很容易受到侵袭。例如《红楼梦》里的林黛玉，遇事总往悲伤方面想，动辄唉声叹气，一首《葬花吟》更是尽显其悲凉之意，这也是其患有肺病的一大原因。

本节主要引导大家练习六字诀中的呬字诀，希望能够帮助大家通气清肺，呼吸畅快，有一个舒畅的好心情。

## 读音

呬读音为 sī，平声，属齿音。

## 动作

**1** 接"呼"字诀动作，吐"呼"字音结束，即两臂撑圆后，两掌于身前自然下落，掌心向上，目视前下方。

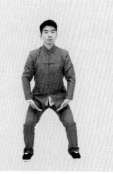

**2** 两膝缓缓伸直，两掌缓缓向上托至胸前，目视前下方。

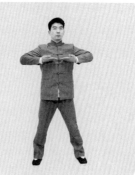

**3** 两肘下落，夹肋，两手顺势立掌于肩前，掌心相对，指尖向上。

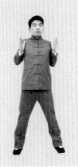

**4** 两肩胛骨向脊柱靠拢，展肩扩胸，藏头缩项，微微抬头，目视斜上方。

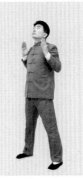

**5** 屈膝微蹲，松肩伸项，两掌缓缓向前平推。手掌在手臂向前伸的过程中逐渐转成掌心向前，直至亮掌。同时口吐"呬"字音，目视前方。

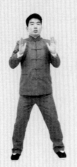 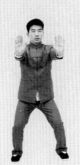

**6** 两掌向外旋腕，转至掌心向内，指尖相对，双臂与肩同宽。两膝缓缓伸直，同时屈肘，两掌缓缓收拢至胸前约10厘米，指尖相对，目视前下方。

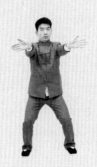
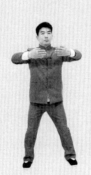

**7** 重复第3～6动作。本式共吐"呬"字音6次。

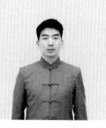

## 动作要领

1.发声吐气时，上下门牙对齐，舌尖轻轻抵在下牙内侧。气息主要从门牙及其他牙齿间的缝隙中慢慢呼出体外。

2.推掌时呼气，口吐"呬"字音，全身放松，两掌外旋腕，指尖相对，缓缓收拢时以鼻吸气。

## 功效

1.呬字诀与肺相应，口吐"呬"字音具有泄出肺之浊气、调理肺脏功能的作用。

2.通过展肩扩胸、藏头缩项的锻炼，使吸入的自然清气布满胸腔，同时小腹内收，使丹田之气上升到胸中；先天、后天二气在胸中会合，具有锻炼肺呼吸功能的作用，促进气血在肺内充分融合。

3.松肩推掌，可以刺激颈项、肩背部周围的穴位，并能有效地缓解颈、肩、背部的肌肉和关节的疲劳，防治颈椎病、肩周炎和背部肌肉劳损等病症。


练习呬字诀，需要打开心胸，吸收天地之间的清气，涤清整个胸腔中的烦闷污秽，所以最好选择空气质量好的地方，如公园、山上等，如果居住在市内，也可以选择清晨锻炼，空气会清新一些。呬字诀对常见的外感发热、咳嗽、痰涎上涌、慢性支气管炎等病症都有改善作用。建议大家练习时注意呼吸的节奏与气息长短，若通过坚持练习后呼吸变得更加深细匀长，说明肺功能有了显著提高，身体免疫力也会同步提高。

## 养生智慧：肺为娇脏，养肺很重要

人体五脏之中，肺脏与外界直接相通，故外邪入侵，无论自口鼻或从皮毛而入，均易犯肺而致病。又因肺叶娇嫩，不耐寒热，无论外感、内伤，抑或他脏病变，多易累及于肺，故称肺为娇脏。

如今随着人们生活节奏的加快、环境污染的影响，各种肺部相关的疾病越来越多，不仅是那些柔弱的儿童和上了年纪的人，即使是正处于生命强盛期的中青年，患肺部疾病的也越来越多，呼吸道疾病频发，这与肺部受到侵袭有很大的关系。

我们的肺怎么了？抗病能力怎么越来越差？其实原因有很多：首先是环境的恶化，空气里的悬浮颗粒物，会慢慢侵入我们的呼吸系统；其次是饮食结构的不合理，使机体的免疫系统功能下降，没法抵御细菌和病毒的入侵；还有快节奏生活的压力导致的内分泌失调、随处可见"香烟攻击"。肺脏这个器官所受到的"侵略"越来越多，而保护它的"屏障"却越来越少。因此，大家应高度重视肺脏的保养。

# 第六节 吹字诀，补肾气

吹字诀对应的脏腑是肾。肾脏位于腰部脊柱的两边，中医认为"肾为先天之本，腰为肾脏之府"，人的肾气聚集在腰部。保护肾脏有两个关键位置，一是前面的肚脐；二就是后面的"命门"。我们经常在电影、电视里听到"命门"这个词，其实它远没有武侠剧说的那样玄乎，"命门"就是一个穴位，处于腰部的正中线上，第二腰椎棘突下的凹陷里，但"命门"的确与肾脏的安全和健康息息相关，由此也能看出肾脏对人的重要程度。

本节主要引导大家练习六字诀中的吹字诀，希望能够帮助大家强肾健腰，固精益气，提高腰肾功能。

 **读音**

吹读音为 chuī，平声，属唇音。

 **动作**

**1** 接呬字诀动作，两手立掌于肩前，掌心相对，指尖向上。然后两掌前推，随后松腕伸掌，指尖向前，掌心向下。

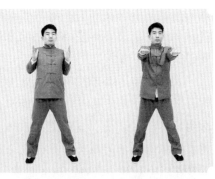

**2** 两臂向左右分开成侧平举，掌心向下，指尖向外。

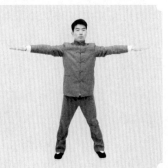

**3** 两臂向后划至腰部，掌心轻贴腰眼，指尖斜向下。

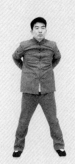 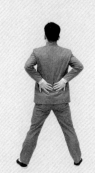

**4** 微屈膝下蹲，同时两掌下滑，口吐"吹"字音。两掌向下沿腰骶、两大腿外侧下滑至风市穴后，屈肘提臂环抱于腹前，掌心向内，指尖相对，约与脐平。

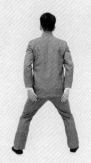 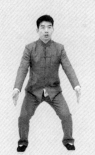 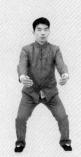

**5** 两膝缓缓伸直，同时两掌轻抚腹部，指尖斜向下，虎口相对。

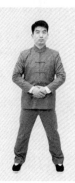

**6** 两掌沿带脉向后摩运至后腰部，掌心轻贴腰眼，指尖斜向下。

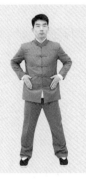

**7** 重复第4～6动作，本式共吐"吹"字音6次。

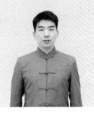

### 动作要领

1. 舌尖轻轻抵在下齿内侧，发音时把"ch—ui—吹"三步连起来；气息主要从喉部呼出后，经两边绕到舌下，再经两唇间慢慢呼出体外。

2. 动作降中有升，两掌从腰部下滑，环抱于腹前时呼气，口吐"吹"字音，以下降为主，导引气血下行。两掌向后收回，摩运至腰时以鼻吸气，导引气血回到腹部。

### 功效

1. 吹字诀与肾相应，口吐"吹"字音时，具有泄出肾之浊气，调理肾脏功能的作用。

2. "腰为肾之府"，肾位于腰部脊柱两侧，腰部功能的强弱与肾气的盛衰息息相关，本式通过两手对腰腹部的按摩，壮腰健肾，增强腰肾功能，预防衰老。

《黄帝内经》中记载"恐伤肾"。所以肾脏对应的情绪是恐惧。如果平时受到的惊吓太多，或者对生活没有安全感，内心的恐惧长期压抑下来，肾脏就可能出隐患；而肾脏不好，又会使恐惧的心理愈演愈烈，形成恶性循环。

所以练习吹字诀的时候，要保持没有任何忧虑的放松心态，长期坚持练习，以运动腰腹为主，同时壮腰健肾，固护先天之气。

## 养生智慧：养足肾气 延缓衰老

人人都害怕衰老，因为衰老既代表着容颜的衰减，也意味着身体的内部开始老化，除了皱纹、白发这些"面子"上的问题之外，更重要的是骨头、关节、内脏的问题，一个个的毛病都会接踵而至。有句话说："人未老肾先老"。肾脏要是出了毛病，不仅骨头、关节的反应强烈，而且整个身体系统都会出问题。

总有人以为，人越老肾越亏，似乎肾只跟年龄有关系。你知道吗？现代人由于生活水平的提高，出门有车，上班又坐得多、活动少，很容易出现全身脏器功能减退，肾虚就是其中的一种。老年人肾虚是衰老引起的不可抗拒的生理过程，叫生理性肾虚，不可能通过药补而治好，但是可以通过调理来减缓这个过程；而中年，甚至青年人出现肾虚症状，就是所谓的"人未老肾先衰"，这更应当引起注意，进而通过及时的调理与锻炼，恢复肾功能的"年轻态"。

可对于如何调理肾脏，很多人都走入了误区。不少人到药店盲目地购买补肾药品和保健品，只要说明书上有"补肾"二字，根本不问是否对症，也不问价钱，掏钱买了就走。而过年过节，许多人给亲戚朋友们送礼，也常常买些以"补肾"为名的昂贵保养品，以为这样就能立刻"恢复青春"，结果却常常令人失望，不仅起不到任何效果，如果买到假冒伪劣产品，或者补肾的药物不对症，还可能吃出毛病来。

关于补肾的方法，建议大家多措并举，饮食、运动综合调理。在功法锻炼方面，六字诀的吹字诀、易筋经、虎步功都是很好的方法。

## 第七节 嘻字诀，理三焦

嘻字诀对应的不是内脏，而是中医所说的"三焦"。中医认为三焦是全身的枢纽，是各脏腑之气交通的要道，在练习嘻字诀的过程中，手少阳三焦经随之得到锻炼，少阳之气得到了疏通，则全身的气息都可以得到调理。这也正是为何将嘻字诀放在六字诀末尾的原因，就是为了在练习整套六字诀的最后，通过此式来协助打通全身气血，唤醒整个身体的生命力。

 **读音**

嘻读音为 xī，平声，属牙音。

 **动作**

*1* 接吹字诀动作，屈肘提臂环抱于腹前，掌心向内，指尖相对（吐"吹"字音结束），两掌环抱自然下落于体前。

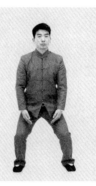

*2* 两掌内旋，掌背相对，掌心向外，指尖向下，目视两掌。两膝缓缓伸直，同时提肘带手，经体前上提至胸，随后两手继续上提至面前，分掌、外开、上举，两臂成弧形，掌心斜向上，目视前上方。

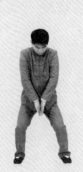 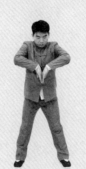 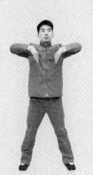 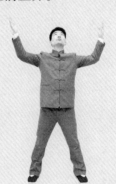

**3** 屈肘，两手经面前回收至胸前，与肩同高，指尖相对，掌心向下，目视前方。

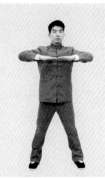

**4** 略微屈膝下蹲，两掌缓缓下按至肚脐前，同时口吐"嘻"字音。

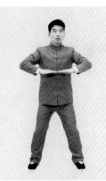

**5** 两掌向左右分至身体两侧，掌心向外，指尖向下，目视前下方。

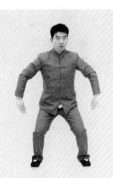

**6** 重复第 2 ～ 5 动作 5 次。本式共吐"嘻"字音 6 次。

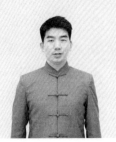

**动作要领**

1. 发声吐气时，两唇及牙齿稍微张开，嘴角稍微后拉，舌尖轻轻抵在下齿内侧；气息主要从槽牙及其他牙齿间的空隙中慢慢呼出体外。

2. 提肘、分掌、向外展开、上举时鼻吸气，两掌从胸前下按、松垂、外开时呼气，口吐"嘻"字音。

**功效**

1. 嘻字诀与手少阳三焦经之气相应，口吐"嘻"字音具有疏通少阳经脉，调和全身气机的作用。

2. 通过提手、分掌、外开、上举、内合、下按、松垂、外开等动作，可起到升开与肃降全身气机的作用，二者相辅相成，共同达到调和全身气血的功效。

在练习整套六字诀功法时，尽可能不要打乱"六字"顺序，一整套动作练习完毕时更不要着急随意放松结束。以"收势"完成整体动作，能帮助收敛气息，滋养身体。

## 第八节　收势

**动作**

1　接上一式动作，两掌向左右分至身体两侧，掌心向外，指尖向下。两手外旋，转掌心向外。

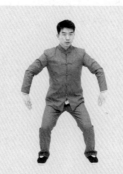
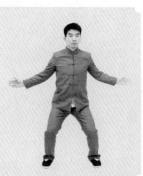

**2** 两膝缓缓伸直，两手缓缓抱于腹前，虎口交叉相握，轻覆肚脐，暂停几秒。

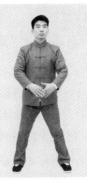

**3** 两掌以肚脐为中心揉腹，顺时针6圈，逆时针6圈。

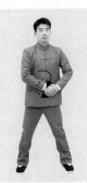

**4** 两掌松开，两臂自然垂于体侧，目视前下方。

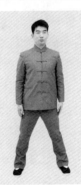

**5** 左脚收回，两脚并拢，恢复自然站立状态。

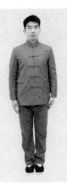

## 动作要领

两手收回，虎口交叉相握，轻覆肚脐，形松意静，收气静养。

## 功效

通过按揉脐腹及收气静养，由炼气转为养气，以达到引气归元的目的，进而使练功者从练功状态恢复到正常状态。

综上所述，练习六字诀时，以预备势与起势开始，这是为了暖身预热，活动内在气血，保证六字诀的练习功效；以收势结尾，是为了收心气息，将练习六字诀的功效稳固在体内。

东晋著名养生家葛洪曾言："明吐纳之道者，则为行气，足以延寿矣；知屈伸之法者，则为导引，可以难老矣。"呼吸与动作在养生之道中同样重要，我们在进行六字诀的练习时，要以吐纳为主导，同时辅以导引动作，这两者少了任何一样，或者有所偏废，都不可能达到最好的效果。只有既注重呼吸吐纳、吐气发声，又配合科学合理的导引动作，才能达到内壮脏腑、外健筋骨的养生康复作用。

## 养生智慧：收功的重要性

练完后的收势不能草率，是因为练习功法时的状态与日常生活的状态是不一样的，心境、身体的放松程度都有着极大的差别。人体的血气都处于调理之中，但是在练功结束的时候，如果收势收得太突然、太草率，类似于急刹车，血液运行将受到影响，容易导致气滞血瘀的情况。所以在练习完毕之后，我们一定要有一个圆满的收尾，这个收尾既代表了练习的结束，也代表了从功法状态回到日常状态。

练习六字诀，最后的收势一定要平稳、柔和，才能起到事半功倍的作用，为这次功法练习画上一个完美的句号。

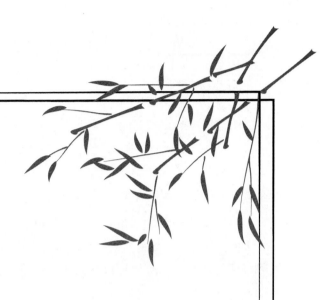

# 第七章

练八段锦，关节灵活人不老

八段锦是一种以肢体运动为主要特点的导引术，它通过肢体动作强健筋骨、调理脏腑、疏通经络、调和气血，从而达到强身健体、延年益寿的作用。八段锦由"两手托天理三焦、左右开弓似射雕、调理脾胃须单举、五劳七伤往后瞧、摇头摆尾去心火、两手攀足固肾腰、攒拳怒目增气力、背后七颠百病消"这八组动作组成。其功法为徒步定式，简单易学，老少咸宜，且不受年龄、性别、健康状况、场地的限制，无须借助任何器械，通过坚持修习可养生调摄、放松身心，延缓衰老。

　　本章将详细地为大家分享八段锦，其基本特点是"柔和缓慢、圆活连贯""松紧结合、动静相兼""神与形合、气寓其中"。坚持练习，能让大家在练习八段锦的过程中提高免疫力，获得健康的体魄和年轻的心态。

八段锦完整演示

# 预备势

八段锦是中国古代流传下来的一种功法，以其简单易学、健身效果明显为特点，深受大众推崇。经常练习八段锦可缓解疲劳，放松身心，提高身体免疫力，增强身体功能，还能通过激发身体潜能来治疗糖尿病、高血压、焦虑症及失眠等慢性病。

在正式练习之前，我们先学习一下预备势的动作，此动作也是八段锦每一式的基础动作。

## 口诀

两脚平行与肩宽，双手侧摆抱腹前；
身松体正心平静，调整呼吸守丹田；
动作柔和要自然，屈膝切莫超脚尖；
沉肩坠肘腋下虚，深长细匀息连绵。

## 动作

**1** 两脚并步站立，两臂垂于体侧，目视前方。左脚向左开步，与肩同宽。

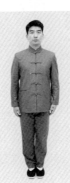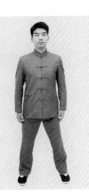

**2** 两臂内旋，向两侧摆起，掌心向后。

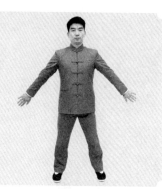

**3** 两腿膝关节稍屈，同时两臂外旋，掌心向内，两手合抱于腹前，目视前方。

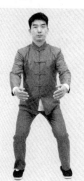

**动作要领**

1. 头向上顶，下颏微收，舌抵上腭，嘴唇轻闭。
2. 沉肩坠肘，腋下虚掩，胸部宽舒，腹部松沉。
3. 收髋敛臀，上体中正。

**错误与纠正**

做八段锦预备势时，容易犯的错误主要有：抱"球"时，大拇指上翘，其余四指朝向地面；塌腰、跪腿、八字脚。

正确做法是：注意沉肩，垂肘，指尖相对，大拇指放平；收髋敛臀，命门穴处肌肉放松；膝关节不超越脚尖，两脚平行站立。

**功效**

预备势动作是为了帮助大家宁静心神，调整呼吸，内安五脏，端正身形，从精神和肢体上做好练功前的准备。

## 第一式　两手托天理三焦

第一式两手托天理三焦能够加强脊柱内神经传导束的功能。它的每一个动作都先抻拉（紧），然后再放松（松），并反复练习。从人体解剖学的原理来看，"紧"可以加速血液的流动，将废物更快地排出体外；"松"可以使血液将养分更加顺畅地输送到运动部位，从而达到调和气血的作用。

### 口诀

两臂垂落手翻转，十指交叉捧腹前；

缓慢上托看掌举，平视上撑意通天；

十指抓地臂撑展，两手下落松双肩；

调理三焦经络通，平衡阴阳五脏安。

 **动作**

1　接预备势动作，两手十指交叉，缓缓上提，到胸前翻掌，两臂向上伸直，头向上仰，目视两掌，两手继续上提，掌心向上顶，两脚下踩。

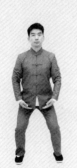 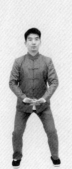 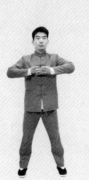 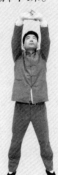

**2** 目视前方，双手打开，缓缓下落至与肩平，掌心向下。

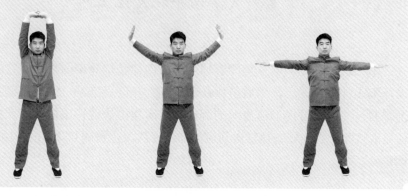

**3** 两腿屈膝，两手下落，捧于腹前。一上
一下为1次，共练6～10次。

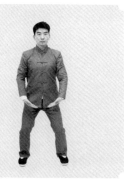

**动作要领**

1．"两手托天"力量在掌根，手向上伸，双臂贴耳，脚向下踩，要有顶天立地的感觉。

2．两腿屈膝时要做到上身挺直，尾骨下沉，双膝与脚尖相平，不能超过脚尖。

3．双手捧于腹前时犹如捧球，有利于气血运行。

4．练习时要遵循"疼加酸减麻不练"的适度原则。即感觉肌肉疼痛后，要加大幅度和运动量；感觉肌肉酸后，要减小幅度和运动量；感觉手麻，则要暂停练习，休息几天。

"两手托天"这个动作要求手掌朝上，两臂伸直，两手指尖相接，躯干尽量伸展，脚跟提起，足趾、前脚掌支持全身。使整个身体的脊椎伸展并保持最大限度的伸展状态。

常练导引术，
提高免疫力

由古医书和后世医家著作中有关脊柱的描述可知，古人把脊柱定为二十一节，每七节为一段。上焦指的是上段七椎的部位，形状像空窍；中焦是中段七椎的部位，左右两侧肋骨成排，形状好像竹木简编成的册子；下焦是下段七椎的部位，形状像沟渎。就整个脊柱和胸腹腔而言，胸腹腔即中医所说的五脏六腑。由此可见，所谓"理三焦"，实际上是通过调理脊柱来调理内脏。

理三焦能利水、健脾胃。上焦不畅会导致胸闷、憋气；中焦不畅会导致饮食不振、消化不良；下焦不畅会导致全身水肿等。双手托天的动作可以抻拉手三阴经，即手少阴心经、手厥阴心包经、手太阴肺经。经络与脏腑相通，心、肺二脏之气通过这种松紧交替的经络按摩，逐渐畅通，从而调理上焦中的心、肺。

动作中的呼吸配合可使膈肌上下有序地运动，腹肌也随之松紧交替，这种外在运动可引导位于中焦的脏腑及脾胃的气血运行，久之自然气沉丹田，中焦之气得到贯通与滋生。运动中脚跟随着动作上下起落，尤其是随着练功的深入、呼吸的深长，在足跟抬起下落速度放慢的同时，在维持身体的平衡与稳定中，可锻炼足厥阴肝经和足少阴肾经的经筋。脏腑通于经络，下焦肝、肾由此得到稳固与加强。因此，该动作使上焦通、中焦活、下焦稳，使五脏六腑通过一个简单的动作同时得到锻炼和调理，久之则元气滋生，功效甚深，其保健养生的重要性不言而喻。此外，它也是一种暖身预备动作，所以将该动作放在第一位。

从现代医学角度来看，该动作可以拉长脊柱，调整脊柱和两侧肌肉的生理位置。双手上托的动作，使整条手臂的肌肉得到了锻炼；在配合吸气的同时，扩展了胸廓，增加了肺通气量和心肌血液灌注量，从而提高了心肺功能。足跟的起落有助于血液流通，可促进了四肢毛细血管的血液循环。

### 知识链接

据考证，关于"八段锦"这一名词的记载，首见于东晋葛洪《神仙传》。此后，南宋晁公武在《郡斋读书志》卷十六之"神仙类"中著录："八段锦一卷，不题撰人，吐纳导引之术也。"南宋文学家洪迈在《夷坚志·乙志·卷九·八段锦》篇中，也提到北宋时有人练习八段锦。由此可以看出，八段锦最初是作为道教信徒的一种修炼方法在社会上流传。它具有养神、炼形、轻身明目、调畅筋节血脉等较佳的健身效果，与道教有着密切的关系，深受道家文化的滋养。

八段锦作为诸多健身气功之一，不仅遵循了健身气功三调合一的固有规律，而且具有自身的功法特点。其动作柔和缓慢，可以让机体在充分自然放松的基础上，更好地发挥人体自身的调节功能。八段锦可以改善不良心理状态，疏通经络气血，具有保精、养气、存神的作用。

第二式"左右开弓似射雕"，能够有效改善当代人久坐于电脑前，长时间低头、含胸、驼背而导致的呼吸不畅、胸闷、背痛等症状。通过左右开弓的动作，可开阔胸襟，挤压脊柱，抻拉肺经，同时可以缓解肩颈酸痛。

**口诀**

马步下蹲要稳健，双手交叉左胸前；

左推右拉似射箭，左手食指指朝天；

势随腰转换右式，双手交叉右胸前；

右推左拉眼观指，双手收回式还原。

**动作**

1 接第一式最后一个动作：两腿屈膝，两手捧于腹前。先做左式动作，两手腕交叉，掌心向内，上提至肩部。

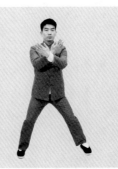

**2** 右手变虎爪劲，左手呈八字掌，做向左开弓动作，目视左手，动作略停3～5秒。

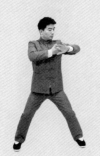 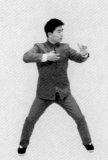 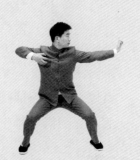

**3** 左右手同时变掌，左掌位置不变，右手向外划弧推出，目视右手，两臂水平伸展。

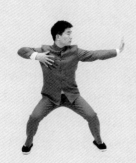 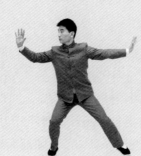 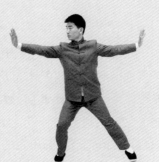

**4** 左脚收回，并脚站立。两臂随着两腿伸直下落，两手捧掌于腹前。

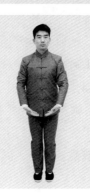

**5** 做右式动作，动作相同，方向相反。右脚开立，下蹲，左手虎爪劲，右手八字掌，做向右开弓动作。

**6** 一左一右为一次，共练 3 ~ 5 次。在做最后一次的右式动作时，结束动作与前不同：两手捧于腹前，但两脚不并拢，而是开步，并且两腿微屈。

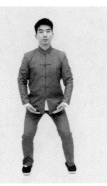

**动作要领**

1. 开弓时肩部放松，肘尖要用力向外拉，肘尖与对侧掌根平行，与肩同高。

2. 开弓时注意手型，八字掌要求手背与小臂垂直，虎爪要有力量。

3. 下蹲时双膝不要超过脚尖。

4. 重心转移时上半身保持中正，即"斜中寓正"。

八段锦第二式"左右开弓似射雕"与中医经络理论联系密切。经络是运行气血、联系脏腑、体表及全身各部的通道。"左右开弓似射雕"中的八字掌要求手背与小臂垂直，大拇指与示指呈八字，此抻拉动作可以调畅其所过之经络，大拇指是肺经，示指是大肠经，两经互为表里；左右开弓的动作通过展肩，既调节了肺所在的胸腔，又调节了肺经，对于肺气亏虚、容易感冒、咳嗽者有良好的作用。

所谓"筋长一寸，寿延十年"，人体的筋脉抻开后，身体的柔韧性就增强了，气血运行就通畅了。肺与大肠相表里，肺手太阴之脉沿上臂前外侧，至肘中后再沿前臂桡侧下行至寸口（中医诊脉的部位），又沿手掌大鱼际外缘出拇指桡侧端，其支脉从腕后桡骨茎突上方分出，经手背虎口部至示指桡侧端，脉气由此与手阳明大肠经相接。八字掌巧妙地疏通了肺与大肠之经脉，调节了肺与大肠的生理功能，其对于肺气亏虚、卫外不固，症见易感、自汗、慢性咳嗽、咳痰，以及气虚便秘者具有良好的治疗效果。

## 知识链接

《黄帝内经》中提出"不治已病治未病"的观点，喻示人们从生命开始就要注重养生，才能防病防衰。八段锦正是在中医理论的基础上，结合实践活动创造出来的运动，在练精养气、防疾健身等方面具有独特的作用。八段锦不是针对身体某一疾病、某一部位的治疗，它的健身作用是全身性、整体性、预防性的。同时，正是因为八段锦能促进身体血脉流通，使关节疏利、气机畅通，才被中医视为防治疾病的手段，二者是相辅相成的关系。

## 第三式 调理脾胃须单举

八段锦虽然是以肢体动作的伸展开合为主，却不同于一般的体操运动。体操运动往往比较刚健有力，运动节奏比较单一，很少注重呼吸与意念的配合，而八段锦练习时要求形神合一、气寓其中、动作柔和、刚柔并济，既能在松静自然的状态中徐缓地舒展肢体，也能有效地调节心情，放松精神。

第三式"调理脾胃须单举"，通过左右手臂的运动抻拉两肋，从而影响到位于腹腔的脾胃，长期锻炼可以健脾强胃，疏散胃部胀气与脾脏气郁，调和脾胃运转功能，最终有利于脾胃运化、吸收水谷精微，滋养全身。

## 口诀

双手重叠掌朝天，右上左下臂捧圆；
右掌旋臂托天去，左掌翻转至脾关；
双掌均沿胃经走，换臂托按一循环；
呼尽吸足勿用力，收势双掌回丹田。

## 🪭 动作

**1** 接上一式最后一个动作：两腿微屈，两手捧于腹前。先做左式动作，两腿逐渐伸直，左手随之向上提；右手转掌心向下，下按。左手至胸前转掌，掌心向上。两肩外展，目视前方，略停 3 ～ 5 秒。

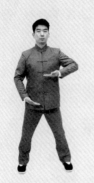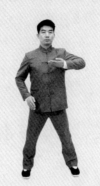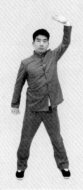

**2** 屈膝，左手缓缓下落，转掌心向下，右手同时原路返回。两手在腹前转掌，变掌心向上捧于腹前。

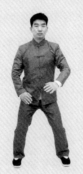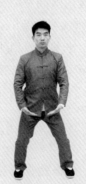

**3** 做右式动作，动作相同，方向相反。

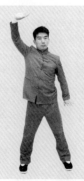

常练导引术，
提高免疫力

**4** 一左一右为 1 次，共练 3 ~ 5 次。在最后一次的右式动作中，结束动作与前不同：两腿微屈，两手要按于身体两侧。

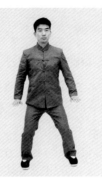

**动作要领**

1. 双手反方向伸展时，切记掌根用力，以能感觉到掌根抻拉手臂内侧为宜，继而带动抻拉两肋。

2. 左右动作分别进行 5 组之后，手掌应有发热、发胀的感觉；如果没有，可能是动作不到位，或者掌根用力方式有误，应及时勘正动作再进行练习。

八段锦第三式中"左右单举"这一动作，其实是以调理肝胆为前提，进而起到调理脾胃的作用。中医的理论基础在于阴阳五行，从五行的相生相克来看，木克土。肝胆属木，脾胃属土，因此，肝胆会克制脾胃。如果想不让脾胃这个"土"被肝胆这个"木"过分克制，就需要锻炼好肝胆，让肝胆宣开。人体身侧的两胁肋是肝经、胆经循行的部位，如果把脾胃比喻成藏在腹腔中的一块石头，"左右单举"通过一边向上一边向下，恰好可以抻拉肝胆经脉，宣化肝胆，同时能牵引腹腔中的脾胃，使其同步运动，升降中气，提高脾胃蠕动运化的能力。

此外，在"调理脾胃须单举"这一式中，阴掌（掌心向上为阳，反之为阴）外撑是一个很关键的动作。无论是上撑的手，还是下压的手，都是靠阴掌打开了阴经，锁住了阳经；而这一升一降，就是一开一合，所以这个动作是健身气功中最讲究的"升降开合"。而两臂交替地一升一降，正对应了脾的升清、胃的降浊。在日常生活中，因脾胃升降失调易出现并发症，如胃气不降的呕吐，常伴有脾气不升的腹泻；脾气不升的腹泻，也常伴有胃气不降的胃脘饱胀与嗳出酸腐食物之气等症状。因此，左右单举通过上肢一松一紧地上下对拉，不仅可以带动两肋肝胆经络有序运动，养护肝胆，从而防止因肝胆不畅影响脾胃功能，同时还可以直接牵动腹腔，对脾胃起到按摩作用。

八段锦在中国古代专指坐式八段锦。在清代梁世昌《易筋经外经图说》之后，才有了立式八段锦的定型动作。此后，立式八段锦可谓后来者居上，风靡一时，被冠以"引导诀""安乐歌"等名号。

最早记载坐式八段锦完整功法的《修真十书》是道教重要的经典典籍。坐式八段锦动作幅度小，姿态端庄，强调内心静修，在缓解头、颈、肩、腰等部位疲劳方面具有明显的作用。符合儒家文化"过犹不及""中庸"等的审美要求，这也是坐式八段锦在明清时期长盛不衰的原因之一。

后人简略总结了"坐式八段锦"口诀，于此分享。

闭目冥心坐，握固静思神，叩齿三十六，两手抱昆仑，左右鸣天鼓，二十四度闻。

微摇撼天柱，赤龙搅水浑，漱津三十六，神水满口匀，一口分三咽，龙行虎自奔。

闭气搓手热，背摩后精门，尽此一口气，想火烧脐轮，左右轳辘转，两脚放舒伸。

叉手双托虚，低头攀足频，以候逆水上，再漱再吞津，如此三度毕，神水九次吞。

咽下汩汩响，百脉自调匀，河车搬运迄，发火遍烧身，邪魔不敢近，梦寐不能昏。

寒暑不能人，灾病不能迍，子前午后作，造化合乾坤，循环次第转，八卦是良因。

## 第四式　五劳七伤往后瞧

日常生活中我们经常听到一个词——五劳七伤。这个词出自元代刘唐卿所著的《降桑椹》，泛指各种疾病和致病因素。"五劳"指"视、卧、坐、立、行"这五种最普遍的人体活动；"七伤"是指"喜、怒、忧、思、悲、恐、惊"这七种情绪。然而，无论是活动还是情绪都不可过度，应当劳逸结合，调神养心，否则便会"积劳成疾"，变为身体的病因。

第四式"五劳七伤往后瞧"，其引导动作可刺激督脉、疏理任脉，使任督二脉在动作导引中不断受到松与紧的交替刺激，从而"打通"任督二脉，帮助整个身体气血通畅，从而提高整体免疫力，预防"五劳七伤"。

## 口诀

双掌捧抱似托盘，翻掌封按臂内旋；
头应随手向左转，引气向下至涌泉；
呼气尽时平松静，双臂收回掌朝天；
继续运转成右式，收势提气回丹田。

 **动作**

---

**1** 接上一式最后一个动作：两腿微屈，两手掌心向下按于身体两侧。先做左式动作，两腿伸直，两臂伸直，两手掌心向后，指尖向下。

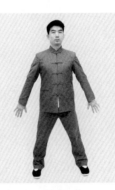

---

**2** 两臂外旋，转掌心向外，头向左转，目视左后方，动作略停3～5秒。头转正，两腿微屈，双手还原下按。

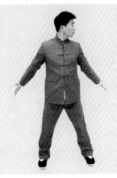

**3** 做右式动作：重复上肢与下肢动作，只是头转向右侧。

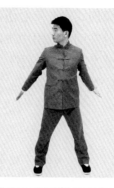

**4** 一左一右为1次，共练3～5次。在做最后一次的右式动作时，结束动作与前不同：两腿微屈，双手捧于腹前。

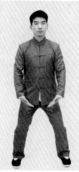

**动作要领**

1. 双臂伸直时，中指用力向外伸展，以能感觉手臂有抻拉感为佳。

2. 手臂外旋时，尽量将肩膀、前胸、手臂全部打开，以大拇指和小指的旋转带动胳膊（大拇指向外，小指找大指），旋转到极限位置。

人体手臂阴经在内侧，阳经在外侧，手臂从里转到外，再从外转到里，可以理解为阴经、阳经的转换。五劳是内伤，阴经主内；七伤是外伤，阳经主外，所以在旋转手臂、锻炼阴阳经脉的过程中，可达到防治五劳七伤的目的。

手臂上有肺经、心经、心包经、大肠经、三焦经、小肠经等多条经络，旋臂动作如果能做到位，对于调节各经脉和五劳七伤有很直接的作用。

做"往后瞧"的动作时，能很好地调节颈椎，牵动任督二脉。"腹为阴，背为阳"，任脉循行于人体腹正中线，总任一身之阴经，故有"阴脉之海"之称，刺激任脉可调节人体阴经气血；督脉循行于脊柱正中线及头部正中线，能总督一身之阳经，有"阳脉之海"之称，故刺激督脉对全身阳经有调节作用。任督二脉相对应，通过"往后瞧"的导引，可以疏通任督二脉，使脏腑经络得到疏通，促进气血运行，强化脏腑功能，从而帮助身体各组织得到精气滋养，避免受到五劳七伤的损害。

中医宝典《黄帝内经》中便有关于"五劳七伤"的简述。

在《黄帝内经·素问·宣明五气篇》中写道："久视伤血，久卧伤气，久坐伤肉，久立伤骨，久行伤筋，是谓五劳所伤。"不难看出，一个动作做久了，便会伤及身体的相关位置，即所谓积劳成疾。另外，中医也有"肝劳、心劳、脾劳、肺劳、肾劳"之说，即各种原因导致的五脏劳损，也称为"五劳"。

至于"七伤"，《黄帝内经·素问·举痛论》写道："百病生于气也，怒则气上，喜则气缓，悲则气消，恐则气下，惊则气乱，思则气结。"指出了情志活动影响了气的运作，虽未写明具体的情志与"七伤"的关系，然气不通则定伤身，所以也可理解为人的"七情"是"七伤"的根源。《诸病源候论》中写道："大饱伤脾，大怒气逆伤肝，强力举重久坐湿地伤肾，形寒饮冷伤肺，形劳意损伤神，风雨寒暑伤形，恐惧不节伤志。"此句也表明了过量饮食、过度劳累和外界环境等诸多因素均可导致"七伤"。

## 第五式　摇头摆尾去心火

生活中，我们对"上火"这个词并不陌生，无论是因为心情的长期焦躁、易怒，还是外感"热邪"，人体都会出现相应的表征。中医认为，人体五脏中的"心"与五行中的"火"相对应，所以"心火"是最常见的上火类型之一。心火旺的症状主要表现为虚、实两种，虚火表现为低热、盗汗、心烦、口干等症状；实火表现为反复的口腔溃疡、口干、小便短赤、心烦易怒等症状。因此，清热去火成为当代人普遍关心的一个问题。

第五式"摇头摆尾去心火"，通过"头尾相合"的动作，一方面，可消散体热，缓降心火；另一方面，可锻炼肾经、膀胱经，使肾水上升，中和心火，能够帮助大家获得一个清新舒畅、清爽自然的身体状态。

# 口诀

马步扑步可自选，双掌扶于膝上边；

头随呼气宜向左，双目却看右足尖；

吸气还原接右式，摇头斜看左足尖；

如此往返随气练，气不可浮意要专。

## 动作

**1** 接上一式动作：两腿
微屈，双手捧于腹前。
先做右式动作，两腿
伸直，双手上托至头
顶，转掌心向上，力
在掌根。

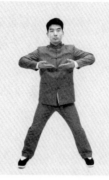
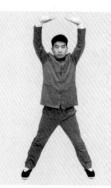

**2** 双臂由身体两侧下落，同时屈膝，蹲成
马步，手置于大腿上方。

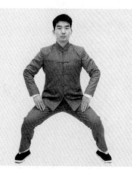

**3** 身体先向右侧倾斜，然后俯身，目视地面，再向左划弧。

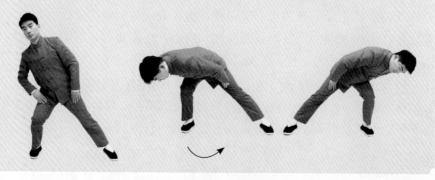

常练导引术，
提高免疫力

192

**4** 身体摆至左侧后，转头，还原成马步姿势，目视正前方。

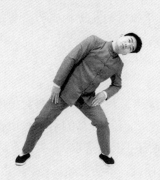 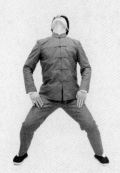 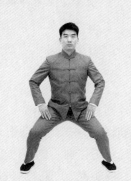

**5** 做左式动作，身体向左倾斜，然后从左
向右划弧，做摇头摆尾动作。

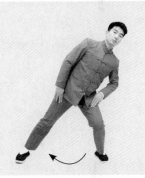

**6** 一左一右为一次，共做 3 ~ 5 次。在做最后一次的右式动作时，结束
动作为：两手从身体两侧上举，随之两腿伸直。随着两手手指相对，
下按，两腿再微屈。

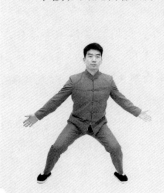 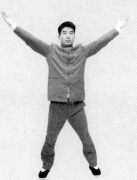 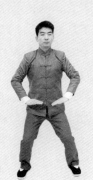

1.手掌从上落下时，注意双臂尽可能向外伸展，打开肩膀及后背。

2.转动身体时，注意臀部要有意识地向上身倾斜的反方向用力。建议可先练习臀部与上身的反向关系，再加入摇头动作。

心和肾的关系非常密切，心属火，肾属水。摇头摆尾实际上是对脊柱的旋转和运动，摆尾活动锻炼的是腰部肌肉，腰为肾之府，腰部的活动可以促进肾气蒸腾；摇头则可以促进心火下降，摇头摆尾则可以和济水火。

"摇头摆尾"通过对脊柱大幅度侧屈、环转及回旋，牵动行经头颈、腰腹、臀部、腿部等处的督脉、肾经和膀胱经等，使肾水上行，增强肾阴对人体各脏腑器官滋养和濡润的作用，进而达到去心火的目的。

此外，摇头可刺激颈部大椎穴（位于第七颈椎棘突下），有利于提升阳气，疏泻心热。

## 知识链接

心、肾都是人体中非常重要的脏腑，正常情况下心火下煦于肾水，则肾水不寒；肾水上奉制约心火，则心火不亢，有助于心肾相交、水火既济、调心补肾。其本质更是五行生克的具体表现。中医所谓的"孤阴不生，独阳不长"，就是指水火不能既济，也称为阴阳失调，更是一种病态。只有心火下降温养全身，肾水才能够气化上升去滋养全身，而只有肾水能上升滋养，心火才能避免上炎成为无根之火，这也是一个相互循环、相互依赖、相互制约的生生不息的过程。只有通过这种正常的温养与滋养，我们的身体才会健康，生命才会延续。如果心肾功能发生异常，心火不能下降，或肾水不能上升，就会造成"心肾不交，水火不能既济"的情况，从而出现失眠多梦、心烦气躁、惊悸怔忡、头晕、头痛、口舌生疮、腰腿酸软、手脚冰凉等症状。

本节八段锦的"摇头摆尾去心火"与六字诀中的呵字诀都有交通心肾的作用。

# 第六式  两手攀足固肾腰

《黄帝内经》指出"精者，身之本也"，而《寿世保元》中又提到"精乃肾之主"。肾有藏精、主生长、发育、生殖的重要功能，被称为"先天之本"。若一个人肾亏精损，表面上最常引发的症状就是腰部酸痛，而体内则容易引起脏腑功能失调，严重者会导致疾病，所以许多人把养肾作为抗衰防老的重要措施。

第六式"两手攀足固肾腰"，通过抻拉整个腰部经脉，来帮助日常工作中久坐的朋友有效缓解腰肌劳损，以恢复腰肌的力量与弹性，解决腰酸、腰痛等问题，同时抻拉肾经，也可以达到健肾强腰、保肾固精的效果。

## 口诀

两足横开一步宽，两手平扶小腹前；

平分左右向后转，吸气藏腰撑腰间；

式随气走定深浅，呼气弯腰盘足圆；

手势引导勿用力，松腰收腹守涌泉。

## 动作

**1** 接上一式动作：两腿微屈，两手下按于体前。两手指尖变为向前，两臂上举，直到肘关节向上伸直，目视前方。

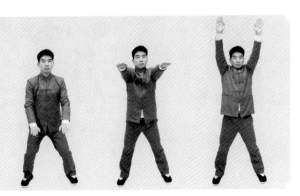

195

**2** 两臂屈肘，两手指间相对，下按于胸前。

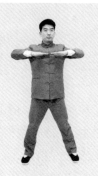

**3** 两臂外旋，两手顺腋下反穿于背部，两手按在后背尽量靠上的位置。

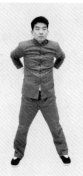

**4** 身体前倾，随之两手沿脊柱两侧的膀胱经从上向下摩运，到脚踝处时抬头，略停 3 ~ 5 秒，体会这个动作给身体带来的抻拉感。

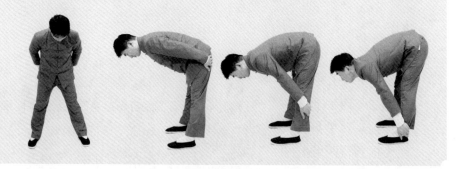

**5** 两手从脚踝处向前摩运至脚尖处时，两臂向前抬起，目视地面，直到两臂与地面几乎处于平行的状态，略停 3 ～ 5 秒后再缓缓起身，两臂上举。

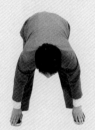
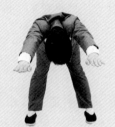

**6** 以上动作共做 6 ～ 10 次后，开步站立，两臂自然垂于身体两侧。

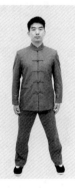

**动作要领**

1. 两掌向下摩运要适当用力，至足背时松腰、沉肩、两膝挺直。

2. 向上起身时手臂要主动上举，带动上身立起。

3. 这个动作最基础的就是"手能够到脚踝，然后抬起头"，动作比较难，初学者不要勉强，要一步一步来。如果手下不去，但一定要抬头。

大幅度的前屈、后伸动作，可刺激脊柱、督脉，以及阳关、委中等穴，有助于防止生殖和泌尿系统的慢性疾病，达到固肾壮腰、疏通阳气、舒筋活络等作用。

脊柱大幅度地前屈、后伸，可有效提高躯干前后伸的能力、增强屈脊柱肌群的力量与伸展性。同时对于腰部的肾、肾上腺、输尿管等器官有良好的牵拉、按摩作用，可以刺激其活动，改善其功能。

我们在日常生活中经常提到的"腰肌劳损"，其实是中医内科学中痹病的范畴，做完这一式动作后，腰部会有酸麻胀痛的得气感及血液流通的热流感，这表示你的筋脉正在被抻开。

## 知识链接

痹病是机体正气不足，卫外不固，风、寒、湿、热等邪气乘虚而入，致使气血凝滞，经络痹阻，引起的相关系统疾病的总称。

《黄帝内经》所言"五脏痹、六腑痹、奇恒之腑痹、五体肢节痹"，反映了痹病的基本内容，可见痹病有广义和狭义的不同。痹又分外痹与内痹。痹者闭也。广义的痹病，泛指机体正气不足，卫外不固，邪气乘虚而入，脏腑经络气血为之痹阻而引起的疾病，包括《黄帝内经》所含的肺痹、心痹等脏腑痹及肉痹、筋痹等络痹。狭义的痹病，即指其中的肢体经络痹，以肌肉、筋骨、关节发生疼痛、麻木、重着、屈伸不利，甚至关节肿大、灼热为主要临床表现。

肢体经络痹病为常见病，发病率甚高。痹病在文献上有许多名称，常以病因、症状、病因与症状结合命名，如风痹、寒痹、行痹、痛痹、着痹、风湿、历节（四肢关节走痛，痛风）、白虎历节（症状同"历节"）等。《黄帝内经》最早提出了痹病名，并专辟"痹论"篇，对其病因、发病、证候分类及演变均有记载。

痹病是因正气不足，感受外在的风寒湿热之邪而成。因此，平时注意调摄、增强体质和加强病后调摄护理便显得格外重要。在预防方面，提倡锻炼身体，增强机体御邪能力；创造条件，改善阴冷潮湿等不良的工作、生活环境，避免外邪入侵；一旦受寒、冒雨等应及时采取措施，如服用姜汤、洗热水澡等祛邪措施都有助于预防痹病的发生。

# 第七式 攒拳怒目增气力

众所周知，一个人的力气来源于骨骼、筋脉与肌肉，而在中医理论中，人的力气大小取决于肝气是否充足，刚生下来的婴儿肝气旺盛，所以睡觉时总是握紧拳头；人在须臾之际撒手无力，是因为肝气不足。所以，想要增长力气，一方面要强壮筋骨，锻炼肌肉；另一方面也要养护肝脏，使其疏泄顺畅，预防肝气郁结。

第七式"攒拳怒目增气力"，通过引导动作锻炼筋骨肌肉，在抻拉肝经的同时，利用五脏中肝脏与眼睛的关系，怒目瞠目以养护肝脏，补充肝气，帮助摆脱身体绵软的状态，做一个有力气的人。

## 口诀

马步下蹲眼睁圆，双拳束抱在胸前；
拳引内气随腰转，前打后拉两臂旋；
吸气收回呼气放，左右轮换眼看拳；
两拳收回胸前抱，收脚按掌式还原。

 **动作**

**1** 接上一式最后一个动作：两脚开步站立，两臂上举，然后屈曲，两手下按。先做左式动作，两手握固收于腰间，自然站直，左脚开立，与肩同宽，两腿屈膝成骑马势。

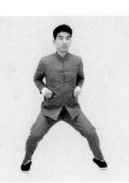

**2** 左拳用力向前方冲出去，然后手掌打开，大拇指向下立掌，手臂向外划弧，握拳，收回腰间。

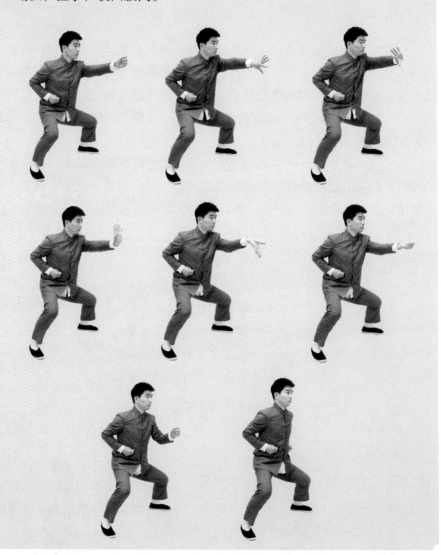

**3** 用同样的方法冲出右拳。

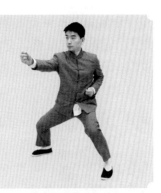

**4** 左右交替出拳 10 次后，双拳收回到腰部。

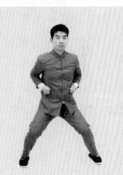

**动作要领**

1.两腿下蹲时，脚趾用力抓地；拳头紧攒、旋腕、手指逐节强力抓握；全身用力，聚精会神，瞪眼怒目。

2.练习时要注意身正步稳，头向上顶起，肩部松沉；手向外划弧时尽可能划大弧，将肩头充分活动开。

中医认为，肝主筋，开窍于目。这一式动作中的马步冲拳、怒目瞪眼，均可刺激肝经，使肝血充盈，肝气疏泄，强健筋骨。对于长期静坐卧床缺少运动、气血多有郁滞的上班族或老年人尤为适宜。

此外，"攒拳怒目增气力"中的"攒拳怒目"可激发大脑皮质和自主神经兴奋，加强气血的运行。怒目有助于增强攒拳的气力，也是用力的表现，长期锻炼，可刺激四肢的三阴、三阳经脉的俞穴，调节肝胆之经气。

八段锦的"攒拳怒目增气力"是全面调理肝经的经典动作，当两手握固在腰间并贴肋前冲时，可以按摩腰腹两侧的肝胆经脉。这一式动作的腿部要求是马步站桩，这个动作能使人强壮。因此，"攒拳怒目增气力"这一式动作可全面刺激和调节人体肝经，可以输布气血，调畅情志，增强意志，贯通气力，使精气神旺盛，充满生机活力。

## 知识链接

"握固"是传统养生方法中一个十分常见的基本手势，被广泛应用于各式养生功法当中。国家体育总局推出的四套健身气功中，易筋经的"青龙探爪势""卧虎扑食势"，五禽戏的"猿摘"及八段锦的"攒拳怒目增气力"等均采用了这一手势。

"握固"一词出现得很早。《老子》第五十五章记载的"含德之厚，比于赤子……骨弱筋柔而握固。"其意思是：道德深厚的人，就好比是出生不久的婴儿……虽然他筋骨柔弱，但是他的拳头握得紧。从婴儿"紧握拳头"联想到"握固"应该是一个固护自身精气的好方法。

首先将"握固"与练功结合起来的，是晋朝的著名道士葛洪，他在其著作《抱朴子》上倡导"握固守一"。隋朝太医令巢元方的《诸病源候论·中恶病诸候》上也有介绍："拘魂门，制魄户，名曰握固。法屈大拇指，着小指内抱之。"随后，道书《云笈七签》上记载："拘魂门，制魄户，名曰握固与魂魄安户也，此固精明目，留年还魂法，若能终日握之，邪气百毒不得入。"意思是说，"握固"的方法，就好像关上房门一样可以静心安魂，固护精气，明目延年；整天进行"握固"，还可以辟邪防毒。可见，"握固"对于"精气神"的固守具有一定的作用。

关于"握固"的众多功法应用，在此不再一一赘述，本书中有多处用到"握固"方式的练习动作，以本节"攒拳怒目增气力"为例，希望能给大家带来帮助。

## 第八式　背后七颠百病消

我国古代医生和养生保健者，早就认识到下肢血液循环对人体健康的重要性，例如，日常生活经验得出的"腿脚灵活则全身轻松""脚底暖和则全身不冷"等，所以先贤发明了很多促进下肢血液循环的保健操，其中最简便易学、较为实用的一种就是颠脚运动。

第八式"背后七颠百病消"，虽然表面上看似简单，实则经过了提踵、松踝、颠足、震动经脉等多个步骤，对体内气血升清排浊，放松整个后背肌肉，打通任督二脉都有着非常好的改善效果，也有"消除百病"的功效。

## 口诀

两腿并立撇足尖，足尖用力足跟悬；
吸气上顶手下抻，落足呼气一周天；
如此反复共七遍，全身气走回丹田；
全身放松做颠抖，自然呼吸态怡然。

**动作**

1　接上一式最后一个动作，收回左脚，自然站立。

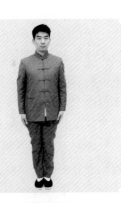

2　收下巴，随着缓缓提起脚跟，头上顶。当脚跟提至最高点时暂停几秒，然后脚跟落下，约距离地面仍有两指距离时震脚（颠）。反复练习7次。

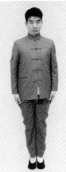

1.此动作特别注意呼吸的搭配,提升时缓缓吸气,至最高点时尽量吸满;下落时较快呼气,也尽量全部呼出。

2.脚后跟下落时若接触到地面也没有关系,可再次稍微提起颠一颠,经过反复练习就可以掌握落脚留有距离的技巧。

此动作脚跟有节律地弹性颠簸,使椎骨之间及各个关节韧带得以锻炼,对各段椎骨的疾病和扁平足有防治作用,同时有利于脊髓液的循环和脊髓神经功能的增强,从而加强全身神经的调节作用。

脚趾部位是足之阴经与足之阳经的交会处,提踵时,两脚十趾抓地,可刺激脚趾部位的阴阳经脉,调节相应脏腑的气血活动并改善其功能;两脚大趾抓地,可刺激大趾末端的井穴、隐白穴等,激活脾阳之气,使其旺盛,以增强水液运化的功能。长期坚持锻炼此式,可调节相应脏腑的气血功能,发挥其在水液代谢过程中的协调平衡作用。

颠足时,可震动人体的五脏六腑,改善三焦,疏通水道,运行水液。三焦水道的通利,不仅有利于水液的正常运行,还有利于脾、肺、肾等脏腑对水液的输布与排泄。反复颠足,使人体在放松的情况下,五脏六腑在胸腹腔中得到有规律地上下震动,使之气血得以充分宣导,改善三焦疏通水道、运行水液及膀胱排泄尿液的功能。

练习八段锦各动作之后,需要做一个整体的"收势"动作,内敛气息,放松筋骨,舒缓肌肉,让八段锦的功效巩固在体内。用通俗的话来说就是"收功藏力,增强体能"。

# 收势

 **动作**

**1** 两臂内旋向两侧摆起，与髋同高，掌心
向后，目视前方。

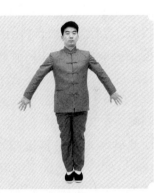

**2** 两臂向前划弧，两掌相叠于腹部，男性左手在里，女性右手在里。

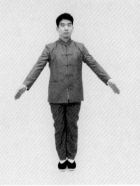 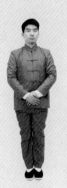

**3** 缓缓呼气，全身放松，两臂垂于体侧，
心正意平。

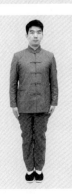

205

　　两掌劳宫穴相叠于丹田，周身放松，气沉丹田；收功时要注意体态安详，举止稳重。全部完成后可做一些整理活动，如搓手浴面等帮助身体放松。

　　八段锦是我国经典的传统养生功法，八式动作刚柔并济，轻松自如，圆活连贯，舒展大方，路线带有弧形，不起棱角，符合人体各关节自然弯曲的状态，也符合天地自然阴阳的变化过程。练习八段锦，身体犹如一年春、夏、秋、冬四季变化，由寒到热，由热到寒，阴阳转换非瞬间改变，而是此消彼长，逐渐过渡，缓慢更替，坚持练习，有洗髓伐毛的功效。

　　此外，八段锦功法要素众多，相互制约，相互联系，循环运转，正如明朝高濂在其所著的《遵生八笺》中所言："子后午前做，造化合乾坤。循环次第转，八卦是良因。"其大意为：每日子时（23：00～1：00）与午时（11：00～13：00）练习，人体气息便会与天地阴阳（自然）相契合；循序渐进且坚持不懈地练习，体质便会有所改善，犹如体内有先天八卦在运转，能够消除病患，延年益寿。因此，练习时切忌贪快、贪多，应徐徐渐进，方可渐入佳境体会其功法连绵往复、自成系统的奥妙，从而提高人体免疫力，预防百病，抵抗衰老。

# 参考文献

1. 曹洪欣，张志斌. 中医养生大成 [M]. 福州：福建科技出版社，2012.

2. 张明亮. 二十四节气导引养生法——中医的时间智慧 [M]. 北京：人民卫生出版社，2015.

3. 国家体育总局健身气功管理中心. 健身气功·六字诀 [M]. 北京：人民体育出版社，2003.

4. 国家体育总局健身气功管理中心. 健身气功·八段锦 [M]. 北京：人民体育出版社，2003.

5. 国家体育总局健身气功管理中心. 健身气功·五禽戏 [M]. 北京：人民体育出版社，2003.

6. 刘天君，华卫国. 中医气功学 [M]. 北京：中国中医药出版社，2005.

7. 严世芸. 中医学术发展史 [M]. 上海：上海中医药大学出版社，2004.

8. 张灿玾，张增敏. 隋唐五代医学文献发展概述 [J]. 天津中医药大学学报，2006，25（3）：122-125.

9. 刘朴. 汉竹简《引书》中健康导引法的复原及特征研究 [J]. 体育科学，2008，28（12）：81-85.

10. 张志斌，程英. 敬慎山房《导引图》考辨 [J]. 中医文献杂志，2010，28（5）：1-3.

11. 陶弘景. 养性延命录 [M]. 呼和浩特：内蒙古科学技术出版社，2002.

12. 李经纬. 中国古代医史图录 [M]. 人民卫生出版社，1992.

13. 丁光迪. 诸病源候论养生导引法研究 [M]. 北京：人民卫生出版社，1993.

14. 张家礼. 金匮要略读本 [M]. 北京：化学工业出版社，2006.

15. 邹忆怀，李宗衡，张华，等. 王永炎教授"松"与"静"的观点在偏瘫康复中的应用 [J]. 中国医药学报, 2004, 19（9）: 540-541.

16. 王先谦. 庄子集解 [M]. 西安: 三秦出版社, 2005.

17. 邱凤侠. 抱朴子内篇注译 [M]. 北京: 中国社会科学出版社, 2004.

18. 吴巧灵.《吕氏春秋·古乐篇》中的乐舞史料研究 [D]. 上海: 上海师范大学, 2012.

19. 周世荣. 谈马王堆导引图和《诸病源候论》中的导引术式 [J]. 湖北中医学院学报, 1985, 2: 47-49.

20. 刘完素. 素问玄机原病式 [M]. 南京: 江苏科学技术出版社, 1985.

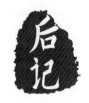

# 习导引　增正气　助健康

　　这些年，我多次到政府机关、学校、企事业单位做中医健康讲座，每次讲座之后，热心的听众都会围过来，希望我把讲的方法整理成书。在一次中国曲艺家协会讲座之后，好几位"小哥哥""小姐姐"过来把脉，我发现这些年轻人的身体小毛病很多，原因多是平时工作忙，锻炼时间很少，因此，生活化的、不占用大块时间的运动锻炼对他们非常重要。

　　于是在多位师友的鼓励下，我开始了本书的内容整理工作，书中的很多内容都是我在中央电视台《健康之路》讲过的内容，属于"老生常谈"，不过从电视换成书本，从语言变成文字，并加以规范和整理，也属于"再创作"，希望能对广大读者有所帮助。

　　2012年底，中国中医科学院和中央电视台健康之路开展合作，录制二十四节气与养生系列节目。为了让节目更接地气、实用性更强，合作双方经过反复讨论，都希望把中医传统的导引术融入到节目之中。我从那时起开始参与健康节目录制，先后录制了《二十四节气导引养生法》《千年长寿操——八段锦》《五禽戏》《练通气血不生病》等系列节目，节目播出后，得到了广大观众的一致好评。近十年来，我在《健康之路》《中华医药》《夕阳红》等健康栏目录制了有关中医导引术的节目500余期。

　　这些节目的创作过程是很艰辛的，记得在准备"千年长寿操——八段锦"节目台本过程中，我和编导刘萍老师经常碰面，讨论如何把八段锦蕴含的中医理论更好地展示在屏幕上，还经常通过微信电话联系沟通。有一次晚上沟通到近24：00，各自道过晚安之后，我就先休息了，因为第二天出差，所以凌晨4：00就起床，准备收拾一下出发，看了一眼微信，发现刘老师在凌晨3：30发来了文案和一些新的问题，在敬佩刘老师敬业之余，我及时对问题做了回复。

在讨论"练通气血不生病"系列节目时，我经常到《健康之路》的办公室，一去就是一天，为了将中医导引术更好地呈现给广大观众，制片人田丰歌老师多次亲自参加节目讨论，刘思洋老师、田苗老师等更是倾情投入，从常见症状的选择、导引术的选用、口诀的编创到嘉宾的串场、新媒体推送，逐个内容精心打磨。我去台里的时候都会带一包瓜子，讨论节目时经常冥思苦想也找不到思路，大家就会不约而同地嗑起瓜子……经过不懈努力，终于把系列节目呈现给观众。现在想起来，都是幸福的回忆！

中医导引术也得到了中国中医科学院各级领导的高度重视。2013年，北京市中医管理局第二届西学中班开班，参加者都是在北京各大医院工作的高年资西医医生。为了让这些学员较快地了解中医和中国传统文化，教育管理处老师安排了中医导引术的讲座，这一内容受到了西学中班同学的欢迎，八段锦也成了学员们课间休息的一道"加餐"，在紧张忙碌的学习工作之余，使身心得到调整和放松。此后，研究生院硕士班、博士班也陆续开设《中医导引学》课程，研究生们也表示出极大的兴趣，自发成立了中国中医科学院中医导引研究会，利用中午和晚上时间学习五禽戏、易筋经等导引术。2015年起，研究生在参加中奥暑期学校、中美博士交流时，多次在欧美的大学、科研机构里进行导引术的交流展示。2021年9月，中国中医科学院硕士研究生在苏州校区开课，按照疫情防控要求，前两周需要线上上课，为了达到更好的学习效果，且不违反疫情防控规定，我申请到苏州校区户外上课，中医导引术作为第一节面授课与硕士生见面了。课程再次得到了学生们的一致好评。

这本书正是基于科普节目、健康讲座、学生课程所讲授的内容，选取大家最需要、最有用、易学、有效的方法，进行重新编排整理而来的。

本书的出版得到了中国中医科学院科技创新工程（CI2021A00205）、中国中医科学院医学实验中心协同创新团队项目（XTCX2021004）的资助。

在此一并致谢。

本书如有不当之处恳请各位专家、老师，以及各位读者朋友不吝赐教。

代金刚

2022 年 10 月 18 日